척추만 잘~ 자극해도
병의 90%는 낫는다

척추만
잘~ 자극해도
병의 90%는
낫는다

한의학 박사 **선재광 지음**

전나무숲

"좋은 음식, 꾸준한 운동, 스트레스 관리… 그런데 왜 여기저기 아프지?"

우리가 상식으로 알고 있는 건강법은 대략 세 가지로 요약됩니다. 만병의 원인인 스트레스 관리하기, 자연식 섭취하기, 매일 꾸준하게 운동하기입니다. 그런데 우리가 간과하고 있는 중요한 사실이 있습니다. 스트레스를 관리하고 자연식을 먹고 꾸준히 운동을 하더라도 우리 몸을 전체적으로 관통하며 에너지를 관리하고 조절하는 컨트롤타워에 심각한 문제가 생기면 건강에 빨간 불이 켜질 수밖에 없다는 사실입니다. 우리 몸의 컨트롤타워에 문제가 생기면 뇌로부터 전해지는 에너지·정보 등의 신호가 각 장기에 효율적으로 전달되지 않기 때문입니다.

우리 몸의 컨트롤타워는 바로 '척추'입니다. 그래서 척추를 '인체의 기둥', '인체의 대들보'라고 합니다. 척추에서 시작된 신경들은 온몸으로 뻗어나가 신체 대부분의 기능을 통제하고 조절합니다. 또한 뇌로부터 전해지는 각종 신호를 각 장기에 전달하는 역할까지 합니다.

우리는 척추를 단순히 '등뼈'로 알고 있지만, 사실 척추는 온몸을 조절하는 컨트롤타워로서 우리가 평생을 건강하게 살아가도록 해주는 인체의 대들보인 것입니다.

척추가 고단한 현대인의 삶

많은 분들이 '나이가 들면 뼈 건강을 조심해야 한다'고 알고 있는데 이 말은 사실일까요? 사실입니다. 뼈의 양과 밀도가 감소하는 골다공증은 노년을 위협하는 가장 무서운 질환 중의 하나이고, 뼈 건강이 나빠져서 잘 걷지 못하거나 걸을 때마다 통증이 느껴지면 그 불편함은 정말 큽니다.

뼈 중에서도 가장 중요한 뼈가 척추뼈입니다. 그런데 두 발로 직립보행을 하는 인간은 그렇지 않은 동물들보다 중력의 영향을 더 많이 받기 때문에 척추 질환에 매우 취약합니다. 또한 현대인들은 IT 기술의 발달과 편리함 속에서 장시간 같은 자세로 컴퓨터 작업을 하거나 바르지 못한 자세로 스마트폰을 사용하는 시간이 늘어나면서 다양한 척추 질환을 앓고 있습니다. 실제로 많은 사람이 각종 척추 질환으로 고통을 받고 있습니다. 2018년 서울대학교병원에서 건강보험 빅데이터를 분석했는데, 한 해 동안 약 800만 명이 척추 질환으로 고생하고 있다는 결과가 나왔습니다. 물론 가벼운 통증도 있지만 허리디스크, 척추관협착증, 목디스크 등 심각한 경우도 많았습니다.

더 중요한 사실은 척추 질환이 나이 든 어르신들만 겪는 질환이 아니라는 점입니다. 25~29세의 남녀에서도 발병률이 10%를 넘어서고, 심지어 0~9세에서도 변형성 척추 질환이 생기고, 척추측만증이나 허리디스크를 겪는 10대들도 많습니다. 어려서 척추에 문제가 생기면 청년기와 중장년기에도 척추 질환으로 고생할 수 있습니다. 이렇듯 척추 건강은 더 이상 나이 드신 어르신들만의 문제가 아닙니다.

젊은 시절에 척추에 문제가 생기지 않더라도, 나이가 들면 대부분 척추에 이상이 생깁니다. 척추 질환은 퇴행성 질환으로 직접적인 원인이 바로 노화이기 때문입니다. 건강을 자신하던 사람도 나이가 들면서 결코 피할 수 없는 것이 척추 질환입니다. 척추 질환으로 등이 굽으면 초라해 보이고 실제 나이보다 더 늙어 보일 수 있습니다. 그러면 외모에 대한 자신감이 떨어지면서 삶의 활력마저 낮아질 수 있습니다. 따라서 척추는 평생의 심신 건강을 위해서 평소에 잘 관리하고, 이상이 생기면 바로 치료해야 합니다.

척추 질환은 정신적인 문제까지 일으킵니다. 척추와 그 부근의 통증으로 인해 피로감과 짜증, 의욕 감퇴, 우울증, 수면장애가 생기며, 학생들은 공부에 집중하기 힘들고, 직장인들은 업무에 몰입하기가 어려워집니다. 그래서 척추 건강에 신경 쓰는 건 심신의 건강은 물론 공부와 업무의 성과, 그리고 성공과도 관련된 일임을 알아야 합니다.

척추 질환은 감정과도 연관이 있습니다. 미국에서 조사한 바에 의하면 척추 손상이 있는 사람은 우울증에 걸릴 확률이 높고, 불안장애와 알코올의존증, 불면증에 이를 확률도 높습니다. 이렇게 되면 삶의 질이 크게 떨어져 행복을 느끼기도 쉽지 않습니다.

척추 건강을 지키려면 일상의 생활습관을 개선하는 것이 도움이 됩니다. 신체의 유연성과 근력을 기르거나, 의자에 오래 앉아 있지 않아야 합니다. 갑자기 무거운 물건을 들어 올리는 일을 삼가고, 척추에 부담을 주는 자세는 피하는 것이 좋습니다. 교통사고, 낙상, 부딪힘 사고를 겪지 않도록 항상 주의해야 합니다.

그런데 현실은, 우리 대부분이 척추 건강을 해치는 생활을 하고 있습니다. 오랜 시간 책상에 앉아서 공부나 업무를 하고, 운동을 거의 안 하는 사람도 많습니다. 또 교통사고로 골절 등의 손상을 입는 경우도 한

해에 수만 건에 이릅니다. 이렇듯 우리 스스로 척추 건강을 악화시키고 있는데, 이제라도 척추 건강의 중요성을 깨닫고 평소 척추를 관리하는 자세가 절실하게 필요합니다.

에너지의학이 밝혀낸 척추 관리의 중요성

다행스럽게도, 기존의 의학 상식에서 한걸음 발전한 새로운 의학의 출현으로 우리는 척추를 제대로 지킬 수 있는 방법을 알게 되었습니다. 바로 양자(量子)물리학에 의해 탄생한 '에너지의학(양자의학)'이 그것입니다. 에너지의학은 건강에 관한 매우 큰 통찰을 주고 있습니다. '우리 몸은 에너지의 순환으로 유지된다'는 점, '몸과 마음은 연결되어 있다'는 점, 그리고 '몸의 일부분을 자극하면 연결된 다른 부분이 활성화된다'는 점입니다. 에너지의학 덕분에 과거 서양의학에서 거의 논의되지 않았던 새로운 면이 부각되었고, 그것이 조금씩 과학적으로 증명되었습니다.

서양의학은 그동안 '물질'의 관점으로 인체를 이해해왔습니다. 인간을 하나의 기계로 보고, 물리 법칙이 작용하는 곳이 인체라고 생각했습니다. 하지만 그러한 관점이 더 이상 유용하지 않다는 사실이 증명되었고, 양자물리학에 기반해 '에너지의 관점'에서 인체를 이해하는 에너지의학이 탄생했습니다. 양자의학 혹은 에너지의학의 이러한 관점은 한의학이 인체를 보는 관점과 거의 일치합니다.

한의학 역시 '기(氣)'라는 에너지가 우리 몸을 순환하며, 기가 약한 곳에서 질병이 생긴다고 봅니다. 또 정신과 육체는 하나라 서로 영향을 주고받는다고 봅니다. 한의학의 '심신일여(心身一如)'라는 말이 이를 잘 말해줍니다. 단적인 예로, 스트레스를 받으면 피가 말라 부족해지고, 속상한 일을 겪으면 위나 장의 벽이 헐게 됩니다.

'몸의 일부분을 자극하면 연결된 다른 부분이 활성화된다'는 관점은 한의학의 경혈, 경락 이론과 일치합니다. 우리 몸의 경혈, 경락은 수많은 내부 장기 및 인체의 특정 지점과 연결되어 있습니다. 그래서 경혈을 자극하면 건강해진다고 설명합니다.

이 책에서는 경혈 중에서도 '척추 경혈'을 집중적으로 다룹니다. 척추는 '인체 에너지의 콘트롤타워'로, 그 안에 산재해 있는 경혈과 경락은 다른 어떤 곳의 경혈, 경락보다 더 중요하기 때문입니다.

이 책을 통해 척추와 척추 경혈의 역할과 기능을 제대로 알고 나면 척추 경혈만 잘 자극해도 질병을 예방하고 건강을 유지할 수 있다는 확신을 가지게 될 것입니다. 이 책이 여러분의 몸을 건강하게 지키고 질병을 치유하는 데 도움이 되길 바랍니다.

마지막으로, 이 책이 나오기까지 애써준 전나무숲에 감사를 전합니다.

_ 선재광

PART 2 에너지의학과 한의학이 밝힌 인체의 원리

PART 3
척추 경혈을 잘 자극하면
온몸의 에너지가 순환한다

PART 4 · 에너지 순환을 위한 슬기로운 일상생활

PART 1

인체 에너지의
컨트롤타워, 척추

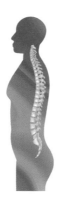

척추와 척추 경혈이 지닌 건강의 비밀을 알려면 우선 '뼈'에 대해서 제대로 알아야 한다. 일반적으로 뼈를 '골격'으로만 알고 있는데, 뼈는 혈액을 만들고 생체전기를 만들어 온몸의 에너지로 활용할 수 있게 해준다. 단순히 골격이 아니라 생명의 근원을 담은 중요한 인체 구조인 것이다. 뼈 중에서 등에 위치한 척추는 온몸의 에너지를 관리하는 컨트롤타워다. 특히 척추 경혈은 체내 장기, 생체에너지, 정신에도 영향을 미친다.

우리가 몰랐던
뼈의 중요성

　성인이라면 한 번쯤 지압이나 마사지, 척추 교정을 받고 몸이 가뿐해
지면서 피로가 풀리는 기분을 느껴봤을 것이다. 또 자신의 손으로 특
정 근육이나 뼈를 누르면 아프면서 동시에 시원한 느낌도 받았을 것이
다. 일상적으로 행해지는 이러한 행동들의 이면에는 우리가 인식하지
못했던 '뼈의 중요성'이 있다. 서양의학의 관점에서 뼈는 그저 인체를
지탱하는 딱딱한 구조물이거나, 오장육부를 보호하는 구조물 정도로
인식된다. 그러나 뼈는 여기서 더 나아가 인체 건강에서 매우 중요한
역할을 맡고 있으며, 생체전기적 에너지와 연결되어 특별한 기능을 수
행하고 있다.

뼈를 자극하면
생기는 전기

　가끔 언론에 '수백만 년 전에 죽은 사람의 유골이 발견되었다'는 뉴스가 나온다. 흙더미 사이로 보이는 뼈를 보면 오싹하지만, 한편으로는 수백만 년이 지나도 뼈가 형태를 유지하고 있다는 사실에 놀라곤 한다. 뼈의 가장 큰 특징이 '인체의 모든 조직 중에서 가장 단단하다'는 것이다. 쇠를 녹이는 뜨거운 불도 뼈를 완전히 녹이진 못한다. 흔히 시신을 화장하면 다른 것은 다 타도 뼈는 남아 나중에는 잘게 부숴 보관하지 않는가.

　인체에서 뼈가 하는 우선적인 역할은 몸을 지탱하고 전체 형태를 유지하는 것이다. 인간이 지금과 같은 모습을 갖춘 것은 뼈가 제자리에서 제 역할을 하고 있기 때문이다. 또 뼈는 뇌·심장·폐 등 인체의 모든 장기를 외부의 충격으로부터 안전하게 보호한다. 이외에도 근육을 고정시키고 근육이 수축하거나 이완할 때 지렛대 역할을 한다.

　주요 뼈로는 상체를 감싸는 흉곽, 몸 전체를 지탱하는 척주, 그리고 상체와 하체를 이어주는 골반뼈가 있다. 이 중에서 척주는 인체를 미세하게 움직일 수 있게 하는 척추 뼈들로 촘촘하게 구성되어 있다. 따라서 우리는 몸을 전후좌우로 움직이는 것은 물론 비트는 동작도 자연스럽게 할 수 있다. 또 척추는 달리기를 하거나 높은 곳에서 뛰어내렸을 때 뇌에 충격이 가지 않도록 충격을 흡수하는 역할을 담당한다.

뿐만 아니라 척추 안에는 중추신경계의 일부분으로서 뇌와 말초신경의 중간다리 역할을 하는 '척수'가 있다. 인체는 뇌의 명령에 의해서 몸을 순발력 있게 움직인다. 예를 들어 돌부리에 걸려 넘어지려고 하면 뇌에서는 빠르게 '몸을 지탱하라'는 명령을 내리고, 이 명령은 척수를 통해서 인체의 각 기관에 전달된다. 따라서 척추가 심하게 손상되면 척수 역시 손상되어 우리 몸은 일상에 필요한 다양한 신체적 행동을 영위할 수 없는 것은 물론 위험에 대처할 수 없게 된다.

의학의 발달로 발견된 뼈의 중요한 역할이 하나 더 있다. 그것은 뼈 안에 혈액을 만드는 골수가 있다는 점이다. 혈액은 세포에 산소와 영양소를 공급하는 체액으로, 생명 유지에 없어서는 안 되는 물질이다. 인간은 전체 혈액에서 30%만 부족해도 과다출혈로 사망에 이른다. 이렇게 중요한 혈액이 뼈 안의 골수에서 만들어진다고 하니 뼈가 얼마나 중요한 기관인지 알 수 있다. 뼈는 인체를 지탱하면서 생명을 유지하는 중요한 역할을 하는 셈이다.

뼈의 역할은 여기에서 그치지 않는다. 뼈의 성질 중 매우 중요한 또 다른 하나는 '생체전기적 성질'이다. 이를 이해하기 위해서는 '압전소자'라는 말을 알아야 한다. 압전소자(壓電素子)란 기계적인 외력이 가해지면 전압이 발생하거나, 반대로 전압이 걸리면 변형되는 소자를 말한다. 이 말은, 뼈를 자극하면 생체전기가 발생해 인체에 영향을 미친다는 뜻이다. 우리가 지압, 마사지, 척추 교정을 받으면 피로가 풀리고 통증이 사라지는 이유는 뼈의 특정 부분이 자극되면서 생체에너지의 발생이 촉진되기 때문이다. 뼈의 이런 전기적 성질 덕분에 뼈의 특정 부위가 손상되더라도 다시 회복되고, 뼈에서 발생된 생체전기가 인체의 다른 곳으로 전달되어 에너지원으로 사용되는 것이다.

뼈는 인체에서 반도체의 역할도 한다. 일반적으로 반도체에는 소량의 불순물이 들어 있어야 한다. 그래야만 특정 방향으로 전류를 흘려보내거나 혹은 차단할 수 있다. 그런데 뼈에는 구리가 일부 섞여 있다. 이 구리는 성장 과정에서 뼈의 성장 방향을 조절해 다리와 팔을 자라게 하는 역할을 한다.

운동을 하면
뼈도 동시에 자극

이와 같은 뼈의 중요성에 대해서 우리 선조들은 잘 알고 있었던 것 같다. '뼈대 있는 집안', '원한이 뼈에 사무친다'는 표현을 자주 쓰고, 몸에 좋지 않은 행동을 반복적으로 하면 '뼈가 삭는다'고 말한다. 이런 말들은 모두 뼈가 가지고 있는 상징성과 그 중요성을 잘 보여준다.

'운동을 하면 몸이 건강해진다'는 말에도 이러한 뼈의 중요성이 반영되어 있다. 예를 들어 걷기, 조깅, 스트레칭, 요가 등의 운동을 하면 근육뿐만 아니라 뼈도 자극을 받는다. 심지어 헬스장에서 근육 운동을 위해 무거운 기구를 들어 올려도 뼈가 자극된다. 이렇게 뼈를 자극하면 생체전기가 전체적으로 활성화되어 우리 몸이 건강해진다.

뿐만 아니라 뼈는 노후의 삶의 질을 좌우한다. 나이가 들어서 뼈에 생기는 가장 대표적인 질환이 골다공증과 관절염이다. 이런 질병이 있으면 통증은 기본이고, 몸을 움직이고 활동하는 데 불편함이 있고, 불편해서 잘 걷지 않으면 체온이 떨어지고 면역력이 저하되어 각종 염증이 잘 생긴다. 골다공증이 있으면 활동성이 떨어지면서 대인관계에서 문제를 더 심각하게 겪는다는 연구 결과도 있다. 하지만 젊을 때는 뼈의 중요성을 잘 모르고, 나이 들어서도 뼈와 관련된 질환에 걸려 고생해보지 않으면 뼈의 중요성을 깨닫지 못하는 경우가 많다.

가장 대표적인 뼈 질환인 골다공증은 나이가 들어야만 생기는 질환이 결코 아니다. 뼈의 튼튼한 정도를 의미하는 골밀도는 30대에 정점을 찍은 후론 계속 약해진다. 따라서 30대부터 뼈에 문제가 생길 수 있음을 염두에 두어야 한다. 더군다나 골다공증은 유전율이 매우 높다. 부모 모두 골다공증 병력이 있다면 유전율은 약 10배까지 치솟는다. 따라서 젊을 때부터 뼈 건강의 중요성을 인식하고 뼈 건강을 제대로 관리해야 한다.

척추는 인체 에너지의
컨트롤타워이자 산맥

인간은 두 발로 서서 등을 꼿꼿하게 세우고 걷는다. 이러한 직립보행 덕분에 두 손이 자유로워졌고, 손으로 도구를 사용하면서 모든 생명체의 으뜸이 되었다. 인간이 직립보행을 하는 데 결정적인 역할을 한 것이 척추다. 곧게 서서 몸을 지탱해주었으니 말이다.

하지만 안타깝게도 두발 보행은 인간에게 또 다른 숙명을 안겨주었다. 네발 보행을 하는 다른 동물들에 비해 어깨, 목, 허리, 무릎 등의 관절에 하중이 가해져 다양한 질병에 시달리게 된 것이다.

척추의 구조

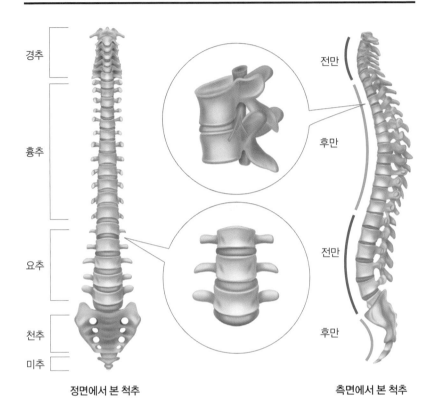

| 경추 | 흉추 | 요추 | 천추 | 미추 |

전만

후만

전만

후만

정면에서 본 척추　　　　　　　　　　　**측면에서 본 척추**

척추는 33개의 뼈로 구성되어 있다. 흔히 목뼈라고 불리는 상단의 '경추'는 7개의 뼈로 구성되어 있고, 등뼈로 불리는 '흉추'는 12개의 뼈로 구성되어 있다. 그 아래의 허리뼈로 불리는 '요추'는 5개, 골반뼈로 불리는 '천추'는 5개, 꼬리뼈로 불리는 '미추'는 4개이다. 척추 주변은 인대와 근육이 있어 뼈를 잡아주며, 각각의 척추뼈 사이에는 추간판이 존재한다.

측면에서 본 정상적인 척추는 자연스럽게 S자로 구부러져 있다. 경추와 요추는 바깥쪽으로 휘어 있고(전만), 흉추와 천추, 미추는 안쪽으로 휘어 있다(후만). 하지만 이런 상태가 아닌, 좀 더 과도하게 휘어져 있거나, 혹은 안쪽으로 휘어야 할 부분이 바깥쪽으로 휘어지면 '척추측만증'으로 진단한다.

24

33개의 뼈가
만드는 신비

척추는 33개의 뼈로 구성되어 있으며, 뼈와 뼈 사이에는 '추간판'이라는 연골 구조물이 완충 장치의 역할을 한다. 척추뼈와 추간판이 차곡차곡 쌓여서 완만한 곡선으로 균형감 있게 우리 몸을 지탱한다. 척추는 경추를 시작으로 흉추, 요추, 천추, 미추로 구성된다.

척추 내에 있는 척수라는 신경 다발이 있는데, 척수는 뇌와 함께 중추신경계로 분류된다. 중추신경계는 인체의 감각신경과 운동신경을 조절하기 때문에 뇌나 척수에 이상이 생기면 감각이 마비되고 운동 기능이 현저하게 떨어진다. 뇌의 기저 부위에서 시작해 척추뼈 속에서 보호를 받는 척수는 뇌의 각종 명령을 기관들에 전달하고, 감각뉴런으로부터 받은 정보를 통합해 뇌로 보내는 역할도 한다.

인간이 살아가는 데 중요한 또 다른 신경계에는 말초신경계가 있다. 말초신경계 중에서도 우리가 의식하든 의식하지 않든 우리 몸의 모든 행동을 자율적으로 조율하는 신경계를 '자율신경계'라고 한다. 자율신경계는 교감신경과 부교감신경으로 나뉜다. 자율신경계가 있어 체온은 물론 심장박동과 호흡, 심지어 혈압이나 혈당도 조절되는 것이다.

자율신경계를 포함한 말초신경계는 중추신경계에서 뻗어 나온 후 갈라져서 온몸으로 퍼져 나간다. 이 말은, 척추가 곧게 서 있지 않고 뒤틀리거나 문제가 생기면 척수에도 영향이 가 필히 질병이 생긴다는 의미이기도 하다.

하지만 과거에는 전문가들조차 척추가 각종 질병과 관련되었다는 사실을 전혀 알지 못했다. 1921년 펜실베이니아대학교의 헨리 윈저(Henry Windsor) 박사는 '척추를 교정하면 위장, 갑상샘, 신장, 심장, 폐에 생기는 질환은 물론 변비와 생리통을 낫게 할 수 있다'는 당시의 학설에 강한 의구심을 가졌다. 그는 이 학설에 오류가 있음을 입증하기 위해 실험에 돌입했다. 사람과 고양이 사체 97건을 부검했는데, 생전에 221개 기관이 질병에 걸려 있었음을 확인했다. 그리고 질병에 걸린 장기와 그 장기의 신경이 연결되어 있는 척추분절을 연구한 결과 221개 기관의 질병 모두가 해당 척추의 분절에서 교감신경이 압박되어 발생했음을 발견했다. 무엇보다 놀라운 사실은 20건의 심혈관 질환, 13건의 간 질환, 9건의 위장 질환, 8건의 전립선 질환, 26건의 폐 질환이 척추의 뒤틀림으로 비롯됐다는 점이다. 결국 헨리 윈저 박사는 학설의 오류를 입증하려다가 오히려 그 학설의 진실성을 입증해버리고 말았다.

우리 몸이 건강하기 위해서는 생체에너지가 원활하게 순환되어야 하는데 척추의 뒤틀림이 신경을 압박해서 혈액 순환이 제대로 되지 않으면 산소와 영양소의 부족 현상이 지속되어 결국 질병이 발생하는 것이다.

이러한 사실 역시 실험으로 검증되었다. 미국 콜로라도대학교에서 실험을 했는데, 동물을 해부해 신경을 분리하고 그 사이에 전구를 설치했

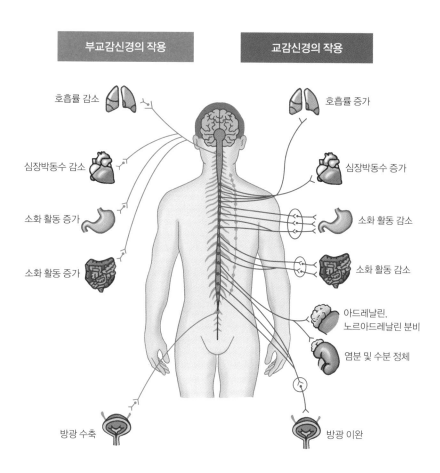

척추는 전문가들이 '완벽한 기계'라고 부를 만큼 정교하게 설계되어 있다. 척추와 체내 장기는 자율신경계로 연결되어 있어 척추가 틀어지면 몸과 마음이 틀어지고, 감정과도 연결되어 있어 서로 영향을 주고받는다.

더니 전구가 켜졌다. 이는 생체에 특정한 전기에너지가 흐른다는 것을 의미한다. 이후 신경에 작은 동전 하나를 올려놓았더니 전구의 밝기가 현저하게 감소했고, 동전 하나를 더 올려놓자 아예 불이 들어오지 않았다. 신경에 동전을 올린 것은 뒤틀린 척추가 신경을 압박하는 것과 같은데, 동전을 올리자 불이 들어오지 않았다는 건 동전의 압력이 생체 전기에너지의 흐름을 방해한다는 것을 의미한다.

최근의 연구에서도 척추가 물리적으로 굽어 있거나 문제가 생기면 다양한 장기들이 영향을 받는다는 사실이 밝혀졌다. 등이 구부정하게 굽으면 위를 압박해서 소화 기능이 떨어지고 팽만감, 헛배 부름 증상이 나타나기도 한다. 허리에 가해지는 부담이 크면 신장이 압박을 받아 노폐물이 원활히 배출되지 못하고 생리불순이 생기기도 한다. 또 척추측만증은 폐에 부담을 주어 호흡에 지장을 준다. 한 연구에서는 척추의 특정 부분에 0.02g 정도의 미세한 신경 압박을 가했더니 신경의 기능이 약 60%나 소실되었다고 한다.

척추가 각 장기와 어떤 연관을 맺고 있으며, 그로 인해 생길 수 있는 질병이 무엇인지, 척추의 어느 부분을 자극하면 어떤 질병에 치료 효과가 있는지는 다음과 같다.

■ 척추 상부와 연관된 질병

- **경추 1번** : 뇌 질환 및 신경성 질환, 조현병, 신경쇠약, 히스테리, 상

척추 : 척추 경혈과 관련된 장기

색깔 글씨는 등의 척추 경혈이 위치한 척추뼈와 경혈 이름, 관련 장기를 표시한 것이다.

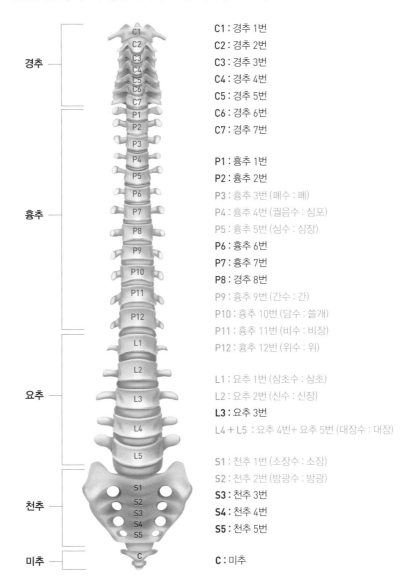

C1 : 경추 1번
C2 : 경추 2번
C3 : 경추 3번
C4 : 경추 4번
C5 : 경추 5번
C6 : 경추 6번
C7 : 경추 7번

P1 : 흉추 1번
P2 : 흉추 2번
P3 : 흉추 3번 (폐수 : 폐)
P4 : 흉추 4번 (궐음수 : 심포)
P5 : 흉추 5번 (심수 : 심장)
P6 : 흉추 6번
P7 : 흉추 7번
P8 : 경추 8번
P9 : 흉추 9번 (간수 : 간)
P10 : 흉추 10번 (담수 : 쓸개)
P11 : 흉추 11번 (비수 : 비장)
P12 : 흉추 12번 (위수 : 위)

L1 : 요추 1번 (삼초수 : 삼초)
L2 : 요추 2번 (신수 : 신장)
L3 : 요추 3번
L4 + L5 : 요추 4번 + 요추 5번 (대장수 : 대장)

S1 : 천추 1번 (소장수 : 소장)
S2 : 천추 2번 (방광수 : 방광)
S3 : 천추 3번
S4 : 천추 4번
S5 : 천추 5번

C : 미추

부 두통, 현기증, 불면증, 뇌출혈, 안면신경마비, 반신불수, 뇌수종, 뇌척수막염, 간질, 백내장, 녹내장

※ **경추 1번~경추 6번** : 간질, 턱관절 장애, 턱장애, 목디스크

● **경추 2번** : 뇌 질환, 신경쇠약, 히스테리, 정신박약증, 불면증, 안면신경경련, 안면신경마비, 얼굴에 땀이 나는 증상, 사경(斜頸), 편두통, 두통

● **경추 3번** : 눈 질환, 난청, 실명, 결막염, 요독증, 아관긴급(牙關緊急), 귀 질환, 구토증

※ **경추 3번~경추 4번** : 갑상샘, 편도선, 난청, 이명, 비염, 중이염, 알레르기 질환

● **경추 4번** : 코 질환, 귀 질환, 신경쇠약, 히스테리, 비강협착, 안면 삼차신경통, 안면신경마비, 뇌출혈, 두통, 약시, 아관긴급, 구토증

※ **경추 4번~경추 7번** : 파킨슨, 손 저림

● **경추 5번** : 구강 및 혀 질환, 잇몸 질환, 목 종창, 인두 종창, 인두염, 후두 질환, 편도선염, 미각 탈실(味覺脫失), 눈 질환, 상지 질환

● **경추 6번** : 아토피피부염, 피부병, 승모근 통증, 천식, 인두 질환, 호흡 곤란, 상지 질환, 후두 질환, 기관지 질환, 갑상샘종

● **경추 7번** : 견갑부 및 겨드랑이 질환, 동맥경화증, 기관지염, 눈 충혈, 상지 질환

※ **경추 7번 돌출 시** : 뇌경색, 뇌졸중

■ 척추 중부와 연관된 질병

● **흉추 1번** : 머리 및 상지 또는 흉근 질환, 사경, 기관지 질환, 기관지 및 폐 출혈

● **흉추 2번** : 심근염, 심장내막염, 심낭염, 심장의 동맥류, 심장판막 장애, 심장비대증, 심장 수축 및 확장 불능, 유즙 결핍증, 기관지 질환, 동맥경화증, 상지 질환

● **흉추 3번** : 폐 질환, 폐결핵, 폐기종, 폐수종, 늑막염, 폐동맥 협착, 유 즙 분비 부족 및 과다증

　※ **흉추 3번~흉추 5번** : 고혈압, 저혈압, 무호흡증, 폐 기능 저하

● **흉추 4번** : 심장 질환, 담즙 과다증, 황달, 신경쇠약, 히스테리, 동맥경 화, 간경화

　※ **흉추 4번~흉추 7번** : 기관지천식, 호흡 장애, 손 저림, 전신마비, 오십견

● **흉추 5번** : 심혈관 질환, 위장 질환, 구역, 설사, 오한, 통풍, 일반 열 성병, 발진, 중독성 질환, 구역, 설사

　※ **흉추 5번~요추 3번** : 고관절 통증

● **흉추 6번** : 위궤양, 위하수, 위확장, 소화불량, 위산결핍증, 신경쇠 약, 두통, 늑간신경통, 당뇨병

　※ **흉추 6번~흉추 8번** : 식도염, 식도 개폐 조절 장애, 유방암, 유방 증, 장딴지 통증, 무릎 아래 마비

- **흉추 7번** : 위하수, 위궤양, 두통, 위확장, 신경쇠약, 식욕 결핍, 위염

- **흉추 8번** : 당뇨병, 간 질환, 담석통, 황달, 늑간신경통, 위산과다증, 소화불량, 소장궤양, 간출혈, 위산결핍증, 위산비대증

- **흉추 9번** : **간 질환**, 간암, 췌장암, 담석증, 소장궤양, 소화불량, 소아마비, 심장판막 협착증, 비장 비대, 비장하수증, 늑간신경통

- **흉추 10번** : **담낭 질환**, 변비, 설사, 신장결석, 요독증, 신경통, 급·만성 신장염, 당뇨병, 발진, 비뇨기병성 출혈, 소화불량, 위염, 위하수

  ※ **흉추 10번~흉추 11번** : 간염, 간경화, 간암, 숙취 해소, 담낭 질환

  ※ **흉추 10번~천추 끝까지** : 요통, 다리 통증

- **흉추 11번** : **비장 질환**, 변비, 설사, 소화불량, 당뇨병, 간 비대증, 신장 결석, 중독성 질환, 신장병, 지방성 간 질환, 심장경련, 방광염, 신경통, 신경성 설사

  ※ **흉추 11번~요추 1번** : 위염, 위하수, 위장 질환, 저체중, 천추(천골) 통증

  ※ **흉추 11번~요추 2번** : 류머티즘

- **흉추 12번** : **위장 질환**, 설사, 변비, 빈혈, 충혈, 만성신장염, 신경통, 위염, 신장결석, 관절염, 당뇨병, 지방과다증, 소화불량, 비뇨기병성 출혈, 하지마비, 피부 건조

■ 척추 하부와 연관된 질병

● **요추 1번 : 삼초**(목구멍에서 하복부까지) **질환**, 위궤양, 불임증, 안면신경마비, 복부종양, 위확장, 심장 장애, 피부염, 설사, 변비, 결장염, 위하수증, 간염, 담즙분비이상, 황달, 빈혈, 백혈병, 자궁변위증, 자궁출혈

● **요추 2번 : 신장 질환**, 위장병, 변비, 설사, 복통, 피부병, 결장염, 장결핵, 신경쇠약, 충수염, 허리 통증, 다리 통증, 다리 마비 증상

※ **요추 2번~요추 3번 :** 신장 질환, 자궁 질환, 난소 질환, 요실금, 통풍, 전립선 질환, 방광 질환, 난소·자궁혹

● **요추 3번 : 대장 질환**, 소장 질환, 과민성 대장염, 변비, 장하수증, 난소 질환, 생리불순, 자궁암, 자궁전굴증, 자궁후굴증, 요도염, 불임증, 고환 질환, 생식기 질환, 간염, 빈혈, 백혈병, 자궁출혈, 허리 통증, 다리 통증

● **요추 4번 : 소장 질환**, 대장 질환, 변비, 월경불순, 자궁출혈, 소변 곤란, 요통, 불임증, 임질, 방광염, 좌골신경통, 보행 곤란, 자궁전굴증, 자궁전위, 자궁통, 무릎 질환, 하지경련, 허리 통증, 다리 통증

● **요추 5번 : 소장 질환**, 대장 질환, 다리 저림, 다리 냉증, 빈혈, 임질, 직장출혈, 자궁 질환, 하지경련, 국소마비, 좌골신경통, 디스크, 다리 통증, 허리 통증

※ **요추 5번~천추 1번 :** 무릎 관련 통증

● **천추 : 방광 질환**, 소장 질환, 직장 질환, 근시, 원시, 조현병, 신경성 질환, 좌골신경통

● **미추 : 방광 질환**, 생식기 질환, 직장 질환, 항문 하지골 질환, 조현병, 불임, 근시, 원시, 좌골신경통

■ 질병 치료에 도움이 되는 척추 경혈 자극

● **심장병, 눈·귀·콧병** : 경추 6번과 7번은 어깨와 손의 중추로, 경추 7번을 자극하면 심장이 수축되고 안정 신경인 미주신경의 자극으로 내장의 흥분을 해소해 장 기능을 정상화한다. 경추 5번과 6번을 함께 자극하면 갑상샘 자극으로 신진대사가 촉진되어 이상 비대나 쇠약이 해소되며 인후를 자극해 목소리를 곱게 한다.

● **감기, 기관지 천식, 폐병의 해소** : 흉추 1번과 2번은 기관지의 중추로, 이 부분을 자극하면 호흡기 계통이 강화되고 심장 기능을 억제한다. 팔에 장애가 있을 때 흉추 1번을 자극하고, 구토나 멀미를 할 때는 흉추 2번과 3번을 자극한다.

● **고혈압, 위장병** : 흉추 3번, 4번, 5번을 자극하면 혈압이 조절된다. 흉추 5번은 위의 유문을 여는 작용을 하기 때문에 가슴이 답답한 소화불량에도 좋다. 폐장의 확장, 심장 기능 강화에도 흉추 3번, 4번, 5번을 자극하면 좋다. 흉추 4번, 5번, 6번을 자극하면 소화불량이 해소된다.

- **저혈압, 당뇨, 위산과다** : 흉추 6번과 7번은 혈압 상승과 관계있어 자극하면 저혈압에 좋다. 췌장을 수축하는 흉추 6번, 7번, 8번은 당뇨병에 크게 도움이 되고, 위액 분비를 감소시켜 위산 과다에 효과가 크다.

- **간장, 비장, 신장, 소장** : 흉추 9, 10, 11번을 자극한다. 9번은 비장과 췌장, 10번은 신장과 소장, 11번은 위장과 자궁에 관계한다. 비장과 간장은 흉추 11번을 자극하면 확장되고, 대부분의 내장기관의 확장에는 흉추 11번을 자극한다.

- **방광, 하체 장애, 변비 해소** : 요추 4번과 5번을 자극한다. 요추 3번에서 천추 2번까지는 하지 중추이다. 앉아서 생활하는 시간이 길수록 요추 4번과 5번에 좌골신경통이 생긴다. 방광을 수축하고 전립선을 자극하면 직장의 양측에 있는 골반 신경이 자극되어 골반의 운동이 원활해진다.

- **생식기, 배설, 노화 방지** : 요추 2번, 3번, 4번은 배변 중추이므로 이곳을 자극하면 배설 기능이 강화된다. 요추 2번과 3번을 자극하면 생식기 부신 기능이 강화되고, 백발의 머리가 검어진다.

- **방광, 생식기, 항문 장애** : 천추 1번과 2번은 방광과 생식기, 천추 3번은 음부, 천추 4번은 항문과 방광에 관계되는 척추이다.

- **요통, 변비, 신경통, 비만 해소** : 척추의 마디를 늘리고 척추 주위의 근육을 유연하게 하면 혈액 공급이 왕성해져 척추뼈의 노화가 방지

된다. 복부를 수축해 내장 기능을 강화하고 척추의 위치 이상을 수정하려면 흉추 12번, 요추 1번, 천추(척추뼈 가운데 허리뼈 아래쪽에 있는 5개의 뼈)를 고루 자극한다. 목을 자극해 경추 부위의 이상을 제거한다.

- **천식, 기관지염 등 호흡기 장애 :** 경추 4번, 5번과 흉추 1번, 2번을 자극하면 폐가 강화되고, 가슴의 압박이 제거되며, 감기와 기관지 천식이 제거된다. 요추와 천추를 자극하면 정력이 강화된다. 목을 자극하면 내분비선과 뇌신경이 강화된다.

- **대하증, 조루증, 견통, 소화불량 :** 요추 1번과 2번을 자극하면 생식기의 혈액 순환이 왕성해지고, 어깨와 견갑골의 긴장이 풀리면서 어깨 통증이 해소된다. 흉추의 상부를 자극하면 소화 장애를 해소할 수 있다.

척추는 자연의 '산맥'에 비유할 수 있다. 높은 산맥 아래로 수많은 작은 산맥과 강이 흐르며 나무와 숲을 가꾸고 땅을 건강하게 만든다. 척추 역시 우리 몸통의 가장 중심부에 위치하면서 혈액 순환과 신경, 각종 신호를 관장한다. 그러니 이제부터라도 척추 건강을 위한 다양한 노력을 기울여야 한다.

생체에너지와
기혈의 원리

    살펴보았듯이 척추는 우리 몸에서 여러 중요한 물리적인 역할을 담당한다. 그런데 우리의 몸 상태와 건강은 이런 물리적인 원리로만 설명하기엔 부족하다. 부족한 설명은 한의학을 통해 충분히 보충할 수 있다. 한의학에서는 생체에너지(이하 에너지)를 '기(氣)'로 부르며, 혈액과 함께 '기혈(氣血)'이라고 부른다. 그리고 우리 몸의 건강은 '기혈의 순환'이 좌우한다고 본다. 즉 척추를 비롯한 뼈가 체내 장기를 보호하고 근육 활동을 가능하게 하는 동시에 기혈의 순환을 원활히 해 우리 몸의 건강을 유지시킨다.

인체를 돌보는
기와 혈

■ 기 : 면역력을 높이는 에너지

기(氣)는 '생명을 유지하고 육체적 활동을 가능하게 하는 화학적·물리적·기계적·전기적 에너지'이다. 기 순환이 온전하지 않은 몸엔 질병이 깃들기 쉽고, 심하면 생명까지 잃을 수 있다.

기에는 여러 종류가 있는데 천기(天氣), 지기(地氣), 원기(元氣), 중기(中氣), 영기(營氣), 위기(衛氣)이다.

- **천기(天氣)** : 우리가 호흡을 통해 들이마시는 공기를 말한다. 공기는 한마디로 '하늘의 기'이다. 인체는 공기, 즉 천기가 있어야 생명이 유지된다.

- **지기(地氣)** : 땅에서 나는 식물의 에너지를 말한다. 공기를 마시듯 우리는 땅에서 나는 식물을 통해 땅의 에너지인 지기를 먹으며 살아간다.

- **원기(元氣)** : 태어나면서 부모로부터 물려받은 에너지를 말한다. 원기가 있어야 면역력이 있고, 면역력이 몸을 보호해 건강을 유지한다. 원기가 떨어지면 면역력이 떨어져서 생명을 다하게 된다.

- **중기(中氣)** : 음식을 섭취했을 때 소화, 흡수, 배설을 도와주는 에너지를

말한다. 중기가 부족하면 음식의 소화, 흡수, 배설이 원활하지 않아 질병이 생기고 건강을 유지하기가 힘들어진다.

- **영기(營氣)** : 혈액 순환을 돕는 에너지를 말한다. 혈액이 제대로 순환되지 않으면 혈액이 오염돼 많은 질병이 생기니 혈액 순환을 도와주는 영기는 건강을 유지하는 데 꼭 필요한 에너지다.

- **위기(衛氣)** : 외부에서 침입한 냉기나 열기 등 사기(邪氣)로부터 인체를 보호하는 에너지를 말한다.

결과적으로 우리가 건강하게 살아가려면 하늘의 에너지인 천기, 땅의 에너지인 지기, 태어나면서 부모로부터 받은 에너지인 원기, 음식을 소화·흡수·배설하는 에너지인 중기, 혈액 순환을 돕는 에너지인 영기, 외부로부터 몸을 지켜주는 에너지인 위기가 제대로 작동해야 한다. 이런 에너지들이 최적의 상태일 때 면역력이 강해지고, 반대의 경우라면 다양한 질병에 걸리게 된다.

■ 혈 : 활동에 필요한 에너지를 생성

한의학에서 '혈(血)'은 혈액을 가리킨다. 혈액은 음식으로 섭취한 영양소와 산소를 몸 구석구석에 전달하고 세포에서 만들어진 노폐물과 이산화탄소를 배출함으로써 우리 몸이 활동하는 데 필요한 에너지를 만드는 작용을 한다. 한마디로 신선한 물질을 공급하고 오염된 물질을 배출하는 청소부라 할 수 있다. 그렇기에 우리 몸에 산소나 영양소가 부족하면 질병에 걸리기 쉽고, 심하면 사망에 이를 수 있다.

또한 혈액은 체내의 열을 골고루 분산시켜서 체온을 적절히 유지한다. 그러니 혈액 순환에 문제가 생기면 저체온이나 냉증으로 고생하게 되는 것이다.

혈액 속의 백혈구와 혈소판은 다양한 바이러스, 세균(박테리아)과 싸워서 면역력을 강화하고 각종 독소를 체외로 배출한다.

상호보완적 성격의
기와 혈

한의학에서는 이러한 기와 혈을 합쳐 '기혈'이라고 부른다. 이는 '기와 혈이 밀접하게 연관되어 있으며 서로 상호작용한다'는 의미이기도 하다. 이를 보다 심층적으로 이해하려면 '음양(陰陽)'에 대해 자세히 알아볼 필요가 있다.

기혈의 근원은 우리가 살아가는 낮과 밤이다. 낮에는 태양에너지의 작용으로 생명체들이 활발히 활동한다. 이러한 활동력, 에너지, 열기와 온기, 빛, 밝음 등을 총칭해서 '양(陽)', 즉 양적인 에너지라고 부른다. 반면 태양이 사라지는 밤에는 어둠이 찾아오면서 휴식의 시간과 정적인

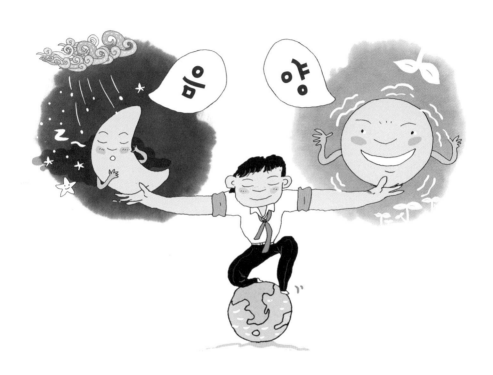

자연계는 '음양의 법칙'이 지배한다.
음양의 법칙이 인체에 그대로 적용된 것이 바로 '기혈'이다.
음양의 법칙에서 자유로울 수 있는 생명체는 없다.

시간이 시작되고, 낮에 비해 온도가 떨어지면서 냉기와 한기가 발생한다. 이를 총칭해서 '음(陰)', 즉 음적인 에너지라고 부른다. 자연계는 이러한 '음양의 법칙'이 지배하고 있으며, 여기에서 자유로울 수 있는 생명체는 없다.

음양 중 '음'에 대해 사람들은 '음적인 기운', '음기', '어둠의 그림자'처럼 다소 부정적인 이미지를 떠올리는데, 그건 오해다. 한의학에서 음의 작용은 이런 부정적인 이미지와는 관련이 없다. 예를 들어, 음적인 에너지의 가장 대표적인 작용이 수면이다. 사람이 잠을 잘 때는 어두운 침실에서 거의 움직이지 않고 음식도 먹지 않는다. 또 오장육부의 활동력이 떨어지기 때문에 체온도 낮아진다. 하지만 이 시간은 우리가 체력을 보충하고 면역력을 강화하는 중요한 시간이다. 또 인체가 에너지를 충전하는 시간으로, 손상된 세포가 복구되고 활성화하는 매우 생산적인 시간이다.

이런 음양의 법칙이 인체에 그대로 적용된 것이 바로 기혈이다. 양에 해당하는 에너지가 기이고, 음에 해당하는 에너지가 혈이다. 여기에서 혈은 '혈액'의 의미를 넘어 '혈액의 기능과 역할의 전체'로 봐야 한다.

지금까지의 내용을 정리하면 다음과 같다.

- 낮 = 양(陽) = 양적인 에너지 = 활동력, 에너지, 열기, 밝음 = 기(氣)
- 밤 = 음(陰) = 음적인 에너지 = 정적임, 충전, 휴식, 냉기, 어두움 = 혈(血)

기와 혈은 상호보완적인 관계임을 기억해야 한다. 에너지인 기가 제대로 발현되기 위해서는 혈이 만들어내는 영양분과 연료가 필요하고, 혈이 제대로 작용하기 위해서는 기의 생명력과 활동력이 뒷받침되어야 한다. 만약 혈이 부족해지면 에너지, 즉 기가 약해지고 혈도 제 기능을 하지 못한다. 따라서 기와 혈이 균형을 이루고 서로를 보완해야 건강도 최적의 상태를 유지할 수 있다.

척추에는 중요한
경혈이 있다?

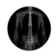

한의학에 대해서 잘 모르는 사람도 '경락'이나 '경혈'이라는 단어는 들어보았을 것이다. 또 TV 프로그램이나 인터넷을 통해 알게 된 특정 경혈을 자극해서 불편한 증상이 개선되는 효과도 보았을 것이다. 일반적으로 경혈은 온몸에 퍼져 있는데, 특히 척추 부위에 많다. 그래서 '척추 경혈 관리가 온몸의 건강을 좌우한다'고 해도 과언이 아닐 정도로 척추 경혈은 인체 건강에 매우 중요하다.

척추 경혈에 대해 알아보기 전에, 경락과 경혈에 대한 기본 지식부터 쌓자.

기혈, 경락, 경혈의
관계

경락과 경혈은 한의학에서 인체를 이해하는 기본 요소이며, 건강의 원리를 꿰뚫는 핵심 개념이다. 고대 의학서 《황제내경》의 〈영추〉 '경별' 편에는 이런 구절이 있다.

> 인체를 공부하려는 사람은 경맥(경락, 경혈)부터 시작하고, 의학에 조예가 깊은 사람도 경맥 연구를 끝까지 해야 한다.

초보자도 전문가도 경락과 경혈에 대해서 계속 연구해야 한다는 말인데, 경락과 경혈이 인체를 이해하는 데 얼마나 중요한지를 잘 보여주고 있다.

경락과 경혈은 한마디로 '인체에서 기혈이 흐르는 통로와 머무는 지점'이다. 즉 기혈이 다니는 통로와 선이 경락이며, 머무는 지점이 경혈이다. 간단하게 요약하면 다음과 같다.

- **기혈**: 생체에너지인 기와 혈액
- **경락**: 기혈이 흐르는 통로와 선
- **경혈**: 기혈이 머무는 지점

나무에 비유하면 경락은 줄기와 같다. 나무는 몸통을 줄기로 해서 몇 개의 큰 가지로 뻗어 있고, 그 가지에서 더 가는 가지가 뻗어나가 잎사귀와 열매를 맺는다. 여기에서 비교적 큰 가지는 경맥이라 하고, 잔가지들은 낙맥이라 한다. 이 둘을 합쳐 '경락'이라고 부른다. 인체에는 상하로 흐르는 12개의 통로가 있고, 좌우로 흐르는 15개의 통로가 있다. 총 27개의 통로가 뼈, 장기, 뇌, 피부까지 뻗어 있고 마치 전체가 하나처럼 네트워크로 연결되어 있다.

경혈에서 혈(穴)은 '구멍', '움푹하게 팬 구덩이'라는 의미다. 즉 경혈은 경락이라는 기혈의 통로에서 특정한 지점, 기혈이 인체 외부와 반응하는 지점을 의미한다. **전철에 비유하면 선로가 경락이고 곳곳에 있는 전철역은 경혈이라고 할 수 있다.** 한의원에서 침을 맞거나 뜸을 놓는 자리가 바로 경혈이다. 한국의 한의학, 일본의 황의학, 중국의 중의학에서 말하는 경혈의 개수는 대략 361~365개다.

인체는 단순히 눈에 보이는 형상, 즉 피부, 팔과 다리, 머리카락이 전부가 아니다. 몸속에는 경락이라는 기혈의 통로를 따라서 생명에너지가 온몸으로 흐르며, 이 통로에서 중요한 지점이 경혈이다. 서양의학에는 기혈은 물론이고 경락, 경혈에 대한 개념이 없다. 해부학으로 인체를 파악하다 보니 정작 생명에너지가 흐르는 경락과 경혈의 존재를 파악하지 못한 것이다.

경락과 경혈은 특히 척추에 많은데, 척추에 있는 경혈을 '배수혈(背俞

穴'이라고 부르며 이는 오장육부와 관련이 깊다. 일반적으로 경혈의 이름은 소상, 상양, 신문처럼 추상적으로 붙이는데, 척추 경혈의 이름은 간수, 심수, 신수 등으로 오장육부와 연관이 있다. 체내 장기와 관련이 깊으며 중요한 혈자리이기 때문이다.

척추 경혈은 배수혈 12개를 의미하며, 각각의 배수혈과 연관 있는 장기는 다음과 같다.

척추 경혈(배수혈)	연결된 장기	경혈의 위치
폐수	폐	흉추 3번
궐음수	심포(심장의 바깥막)	흉추 4번
심수	심장	흉추 5번
간수	간	흉추 9번
담수	쓸개	흉추 10번
비수	비장	흉추 11번
위수	위	흉추 12번
삼초수	삼초(목구멍부터 하복부까지)	요추 1번
신수	신장	요추 2번
대장수	대장	요추 4번과 5번 사이
소장수	소장	천추 1번
방광수	방광	천추 2번

척추에 있는 경혈(배수혈)

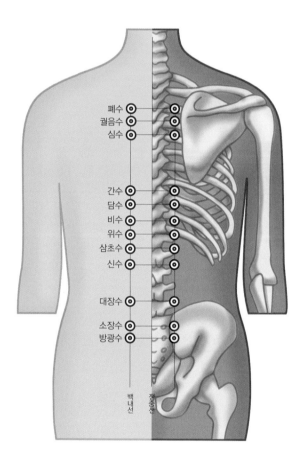

폐수
궐음수
심수

간수
담수
비수
위수
삼초수
신수

대장수

소장수
방광수

백내선

정중선

척추에는 12개의 경혈이 있으며, 각 경혈은 체내 장기들과 연결되어 있다. 따라서 이 경혈들을 제대로 자극하면 오장육부의 기능이 개선되고 면역력도 향상된다.

척추의 경혈들은 오장육부와 온몸의 건강을 지키는 데 매우 중요한 혈이다. 이 혈자리들을 자극해 기혈 순환을 원활하게 해주면 체내 장기들이 튼튼해지고 면역력도 상승해 인체가 빠르게, 근본적으로 치유될 수 있다.

기혈의 흐름이 막히면
통증이 생긴다

경혈은 예민한 곳이라 자극하면 아프다. 경혈을 눌러서 아프면 사람들은 상당히 불쾌하게 생각하는데, 한의학에서는 이 통증을 인체가 치유되는 과정이라 본다. '아프다'는 것은 하나의 증상일 뿐이다. 건강이 좋지 않아도 아프지만, 건강이 좋아질 때도 이 과정을 겪는다.

예를 들어, 감기에 걸리면 열이 나면서 몸이 아프다. 이때 한약을 복용하면 피부의 열을 없애거나 체내 열을 없애기 위해 인체가 열을 더 발생시키는데 이로써 몸이 더 아프면서 치료가 된다. 이열치열인 것이다. 그러니 몸에서 열이 나거나 통증이 발생하면 '지금 내 몸이 치유되고 있다'는 좋은 신호로 받아들여야 한다.

통증은 면역력이 작동하는
하나의 방식

　신체의 전기에너지에 관한 연구는 의학계에서 꾸준히 있어왔다. 그 연구들의 중요한 발견 하나가 상해전류(Injury current) 혹은 손상전류다. 이 전류는 상처나 염증이 생기는 부위에서 집중적으로 생겨나는 전기로, 상해를 입거나 손상된 부위가 클수록 전기의 강도 역시 강해진다. **상해전류가 생기는 이유는 상처나 염증을 치유하고 그 부분을 빠르게 재생하려는 과정에서 에너지와 혈액이 그곳에 집중되기 때문이다.**

　한의학에는 '通則不痛 不通則痛(통즉불통 불통즉통)'이라는 말이 있다. 여기에서 '통'은 의미가 두 가지다. 하나는 '통하다'의 통(通)이며, 또 하나는 '통증'의 통(痛)이다. 이에 따라 '通則不痛 不通則痛'을 해석하면 '막힌 것이 없으면 통증이 없고, 막힌 곳이 있으니 통증이 생긴다'라고 할 수 있다. 몸에 생기는 모든 통증은 막힌 곳이 있다는 증거이고, 막힌 곳을 뚫으면 통증도 사라진다는 것이다. 따라서 **통증은 우리 몸의 정상적인 회복과 치유의 반응이며 면역력이 작동하는 하나의 과정으로 봐야 한다.**

　상처가 났을 때 느끼는 통증도 다르지 않다. 손가락에 난 작은 상처도 살이 붙고 피부가 재생되는 치유 과정에서 통증이 생긴다. 통증은 말 그대로 아픈 감각이기 때문에 불쾌하지만, 실상은 손상된 부위가 치유되고 있다는 신호다. 그러니 **통증은 '하늘이 인간에게 내린 벌이자 선물'이다.**

우리는 여기에서 '통증이 느껴지는 부위'에 대해 확대해서 생각할 필요가 있다. 예를 들어 피부에 상처가 났을 때 '통증이 느껴지는 부위'는 상처로 손상된 부위이자 통증이 생기는 곳이다. 그런데 상처가 나지 않아도 통증을 느끼는 부위가 있다. 예를 들어 허리, 어깨, 목, 손 등 신체 곳곳을 누르면 겉으로는 멀쩡한데 통증을 느끼는 경우가 있다. 이것은 그 부위와 연결된 체내 장기에 상처와 염증이 생겼다는 의미이며, 이때 아픈 지점인 경혈은 어느 곳에서 기혈의 순환이 막혀 있는지를 알려주는 신호등이라고 할 수 있다.

《황제내경》의 〈영추〉 '배수' 편에는 다음과 같이 기록되어 있다.

만약 경혈을 진찰하려면 손으로 경혈 부위를 눌러보는데 환자가 통증을 느끼거나 기존의 통증이 덜 느껴지면 그곳이 경혈이 있는 곳이다.

하버드대학교 의대 팀도 검증

당나라 최고의 명의로 불리던 손사막(孫思邈)은 저서 《천금방(千金方)》에서 이렇게 말했다.

우리 몸속에 가벼운 문제가 생기거나 장애가 발생하면 그와 상응하는 부위의 피부에 경결이나 통증이 반드시 나타난다. 만약 체내 장기에 심각한 질병이 있을 경우 질병이 생긴 곳이나 그 근처에 경결이나 통증이 나타나니 경혈에 집착하지 말고 경결이나 통증을 없애면 질병도 치료되고 증상도 완화된다. 이를 '아시'라고 하며, 뜸과 침이 모두 효험이 있다.

통증이 느껴지는 혈을 아시혈(阿是穴)이라고 하며, '아픈 곳(부위)'이라는 의미에서 통처(痛處)라고도 부른다. 한의학에서 침과 뜸, 부항을 하는 것은 기혈 순환이 막혀서 통증을 느끼는 곳을 시원하게 뚫어주기 위함이다. 이는 과학적으로도 여러 차례 검증되었다.

가장 대표적인 연구가 한국한의학연구원과 미국 하버드대학교 의대팀이 함께 한 연구로, '침 시술이 뇌의 1차 감각영역을 변화시켜서 허리 통증을 줄이고 감각을 회복시켰다'는 내용을 발표했다. 연구에서 침 시술은 신수, 요양관, 위중, 태계 등의 혈자리에 행해졌다고 한다.

또한 세계적인 의료기관인 메이요클리닉에서는 침 시술을 통한 척추 치료가 서양의학의 치료법보다 훨씬 더 우수하다고 발표했다. 척추 질환이 있어서 잘 걷지 못하는 사람에게 척추 경혈에 침을 놓아 치료를 하자 6개월 후 통증 없이 걸을 수 있는 거리가 67m에서 748m로 무려 11배가 늘어났다. 반면 침이 아닌 일반적인 치료만 받은 환자는 통

증 없이 걸을 수 있는 거리가 60m에서 203m로 증가하는 데 그쳤다고
한다.

통증은 근육의 특정 지점에서 발생하기도 한다. 근육은 여러 층으로
나뉜다. 최초에는 근원섬유라는 것이 만들어지는데, 이것이 모여서 근
섬유가 되고, 근섬유가 모여 근다발이 되고, 근다발이 모여 최종적으로
근육을 형성한다. 여기에서 실뭉치 같은 딱딱한 덩어리들이 만들어지
는데, 이것이 '통증 유발점'이다. 이 부위를 압박하거나 자극하면 통증
을 느끼고 다른 부위까지 동시에 아프다. 만약 이 **통증 유발점을 치료하
지 않으면 근육의 탄력이 저하되는 섬유화 현상이 나타나 근육을 제대로 쓸
수 없게 된다.**

통증 유발점의 형태는 매우 다양하다. 만지면 비곗덩어리를 만지는
것 같기도 하고, 매듭이나 나무와 같은 느낌이 들기도 한다. 그러나 어

근육의 통증 유발점의 형태

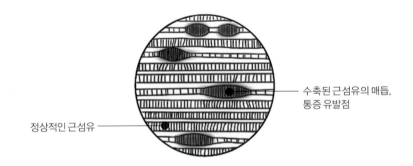

수축된 근섬유의 매듭,
통증 유발점

정상적인 근섬유

떤 경우든 근육 내 산소가 부족하고 혈액 순환 장애로 인해 노폐물이 누적되었을 때 만들어진다. 대체로 손으로 섬세하게 만져보면 통증 유발점을 찾을 수 있다.

통증 유발점을 치료하는 방법은 여러 가지다. 우선 녹이는 방법이 있다. 긴장된 부위에 자극을 주거나 열로 녹이면 사라진다. 침, 뜸, 부항이 대표적이다. 긴장을 풀어주는 방법도 있다. 열은 물론이고 자극과 진동을 가하면 통증이 사라지고 체내 장기가 건강하게 회복된다.

그러니 일상적으로 몸 전체의 경혈은 물론 척추 경혈을 수시로 점검해야 한다. 만약 특정 부위에서 통증이 느껴진다면 그곳과 연결된 장기에 문제가 생겼거나 통증이 있는 경혈 주위의 기혈 흐름이 막혔다는 의미이니 침, 뜸, 부항으로 기혈 흐름을 개선하는 것이 좋다. 평소에 '통증 관리'만 잘해도 우리는 훨씬 더 건강하게 살 수 있다.

경혈과 경락은
근막과 거의 일치

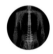

경락과 경혈은 서양의학의 '근막'이라는 개념에 의해서도 설명될 수 있다. 앞에서 살펴본 '통증 유발점'과도 관련이 있다. 놀라운 사실은, 근막에 생기는 통증 유발점과 한의학의 경혈이 86% 정도 일치한다는 점이다. 뿐만 아니라 침 시술을 통해 근막을 자극하면 온몸의 신진대사가 활성화되면서 질병이 치유된다. 이는 한의학의 경혈, 경락 이론을 뒷받침하는 증거라고 볼 수 있다. 최근에는 근막에서 질병의 원인을 찾으려고 시도하는 등 근막의 중요성이 점점 높아지고 있다.

근막은 몸 전체를 감싼
신체의 방어선

근막은 우리에게 익숙한 용어가 아니다. 어쩌면 지금 처음 들은 사람도 있을 것이다. 하지만 근막은 우리의 건강을 좌우하는 매우 중요한 부분이고, 한의학의 침 시술과 인연이 깊다.

근막은 인간의 온몸에 퍼져 있는 결합조직계의 일종이다. '결합조직계'란 주로 세포가 만들어낸 섬유를 가진 조직으로, 세포나 기관 사이에서 그들을 단단하게 결합하는 작용을 한다. 피부를 통과하면 곧바로 근막으로 진입하는데 그곳에 세포와 분비샘, 혈액 및 기타 체액의 운송관과 신경이 함께하고 있다.

근막은 근육, 뼈, 기관, 신경, 혈관, 그 외의 구조물들에 상호 침투하고 머리 끝에서 발끝까지 그들을 둘러싸고 있다. 이를 통해 우리 몸은 구조적으로 통합되어 있으며, 외부의 충격으로부터 보호받고 그 충격을 흡수할 수 있다. 설사 손상을 입더라도 회복을 위한 최선의 환경을 만들어내기도 한다.

더 나아가 근막은 세포들이 의사소통을 할 수 있게 하면서 혈류와 혈액의 생화학적 처리 과정에서 필요한 역할을 한다. 또 외부에서 침투하는 병원체와 그로 인한 감염에 대처하는 '제1방어선'의 역할을 한다.

이러한 사실은 2000년대 초 미국의 의사 토머스 마이어(Thomas

근막의 구조

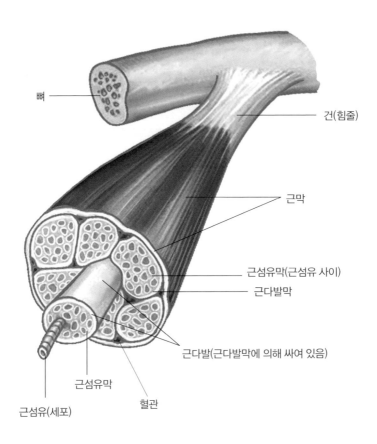

뼈

건(힘줄)

근막

근섬유막(근섬유 사이)

근다발막

근다발(근다발막에 의해 싸여 있음)

근섬유막

혈관

근섬유(세포)

근막은 머리끝에서 발끝까지 이어져 있는 '3차원 거미줄의 망'이라고 생각하면 된다. 온몸에 걸쳐 있으며, 인체를 강하게 결합하는 조직이다. 인체의 모든 근육은 근막이 감싸고 있다.

Myers)가 주장한 '근막 경선이론'에 근거하고 있다. 그의 이론에 따르면, 인체를 감싸는 근막은 총 12개의 근막 경선에 의해 연결되어 있다. 예를 들어 구부정한 자세로 오래 앉아 있으면 허리의 근막을 따라서 앞쪽 턱관절 주위가 압박되면서 목 주변에 통증이 생긴다. 이를 보다 쉽게 이해하려면 비닐을 잡아당겼을 때의 모양을 연상하면 된다. 양손으로 비닐을 잡고 억지로 늘리면 비닐의 한쪽은 길게 늘어지고, 또 다른 쪽은 빨리 찢어지는가 하면, 약간만 늘어지는 곳도 생긴다. 근막은 마치 비닐처럼 우리 몸 전체를 뒤덮고 있기 때문에 한쪽 부위의 근막에 무리가 가면 다른 쪽에도 영향을 미친다.

이런 영향이 집중적으로 나타는 곳이 바로 통증 유발점이다. 전체 근막 중에서 몇 군데 특정 부위에서 통증이 유발된다. 이러한 설명은 한의학의 경혈과 경락의 흐름과 상당히 유사하다. 경혈 역시 통증이 나타나는 특정 지점이기 때문이다. 그러니 근막의 통증 유발점과 한의학의 경혈이 무려 86%나 일치하는 것이다.

경혈에 침을 놓으면
생기는 일

근막 연구에 따르면, 침을 놓을 때 근막의 기능이 자극되는데 이는 경혈이 자극되는 방식과 유사하다. 또 경락의 위치와 근막 사이에는 해부학적으로 연관성이 있다는 사실이 밝혀졌다.

프랑스의 물리학자인 폴 랑주뱅(Paul Langevin)은 2002년 침의 자극 효과를 규명했다. 일반적으로 침은, 인체 조직에서 단단하게 굳어 뭉쳐진 곳인 경결에 놓거나, 눌렀을 때 통증이 느껴지는 압통점에 놓게 된다. 이런 곳에 침을 놓거나, 혹은 침을 놓은 상태에서 돌리면 주변 조직이 좀 더 단단해지는 현상이 나타난다. 한의학에서는 이를 '득기(得氣)'라고 한다. 또 침을 뺄 때 피부가 함께 들리는 느낌이 드는데, 이는 득기가 잘 형성되었음을 뜻한다. 랑주뱅에 의하면, 침을 한 방향으로 돌려서 뺄 때는 그렇지 않은 경우에 비해 힘이 167% 증가했고, 침을 양방향으로 돌려서 뺄 때는 그렇지 않은 경우에 비해 힘이 52% 증가했다. 또 경혈에서 침을 돌리지 않고 뺄 때는 18%의 힘이 증가했다.

랑주뱅은 침을 돌릴 때 체내에 있던 콜라겐 섬유가 들러붙어서 주변을 감싸는 것을 관찰했다. **침을 경혈에 놓은 상태에서 돌리면 근막이 긴장되고 섬유모세포가 변형을 일으키는데, 이 변형이 세포의 대사적 변환을 촉진한다.**

경혈은 살짝 함몰되어 있어서 한꺼번에 여러 근막층에 접촉할 수 있다. 경혈에 침을 놓는 것은 마치 원뿔 안에 손가락을 집어넣는 느낌이다. 처음에 침을 한 방향으로 돌리면 좌우 어느 쪽에서든 한 방향에서 긴장감이 더 느껴지지만, 좌우로 돌리면 양방향에서 긴장감이 거의 비숫하게 느껴진다.

근막에는 '세포외기질'이 있는데, 이것이 건강에 큰 영향을 미친다. 세포외기질이란 근막에 속해 있는 세포 이외의 모든 체액을 말한다. 혈장, 림프액, 뇌척수액 등이 그것이다. 이러한 세포외기질은 세포가 정상적으로 활동할 수 있는 환경을 만들고 이에 따라서 면역 기능, 대사, 순환, 장기들의 기능이 큰 영향을 받는다.

결론적으로 **침 시술을 통해 근막을 자극하면 세포와 세포외기질이 자극되면서 인체가 건강을 회복한다.** 면역력, 신진대사, 각종 체내 순환, 장기의 기능 등을 활성화하고 세포에 영양분을 공급하면서 노폐물 배출도 돕는다. 따라서 근막이 건강하지 못하면 우리 몸의 건강도 제대로 담보할 수 없다.

경혈에 대해서는 한의학은 물론이고 서양의학에서도 많은 연구가 이뤄졌고, 경혈 자극이 인체에 미치는 영향 역시 증명되었다. 이제 경혈 자극을 통해 건강을 지킬 수 있음을 확신해도 될 것 같다.

척추와 척수,
그리고 뇌 건강

신체 부위 중 중요하지 않은 곳은 단 한 군데도 없지만, 그래도 가장 중요한 곳을 꼽으면 단연 뇌이다. 그런데 뇌가 아닌 부위에서 '뇌의 연장선'이라 불리는 것이 있다. 바로 '척수'이다.

뇌와 함께 중추신경계의 일부를 이루는 **척수는 몸과 뇌 사이의 중추적인 정보 소통 경로인 동시에 '건강의 관제탑'**이라고 불릴 정도로 중요한 부위다. 척추뼈로 둘러싸여 척추의 일부를 구성하는 척수는 우리 몸 전체를 관장하므로, 만약 척수에 문제가 생기면 몸 건강과 뇌 건강이 동시에 나빠질 수 있다.

척수는 뇌와 함께
중추신경계의 일부

척수는 뇌에 연결된 신경섬유 다발로, 길이는 45cm이고 무게는 약 25g이다. 이 다발에서 31쌍의 신경이 나와 여러 갈래로 나뉘어서 몸의 구석구석까지 뻗어간다. 척수는 뇌의 명령을 정리해서 몸의 각 부위로 전달하고, 외부로부터 얻은 정보를 뇌에 전달한다. 척수는 상단, 하단으로 나뉘며 다음과 같이 몸 전체와 연결이 된다.

- **척수 상단과 연결된 신체 부위**: 상반신, 팔, 손
- **척수 하단과 연결된 신체 부위**: 골반, 다리, 발

척수는 장, 위, 심장 등의 장기와 연결되어 생리 현상을 관장하는 것은 물론 팔과 다리, 피부에까지 명령을 전달해 각종 조절에 관여한다. 척수는 한마디로 '고속도로'와 같다. 우리 국토에도 주요 고속도로가 있고 거기에서 연결되는 국도가 펼쳐지듯, 척수에서 시작된 신경은 계속 분화해서 온몸에 퍼져 있다.

척수는 우리 몸의 신경계 중 중추신경계에 해당한다. 중추신경계인 뇌와 척수를 제외한 모든 신경조직은 말초신경계에 해당하는데, 뇌신경과 척수신경도 말초신경계의 일부이다. 말초신경계는 기능상 우리가 의

척수의 구조

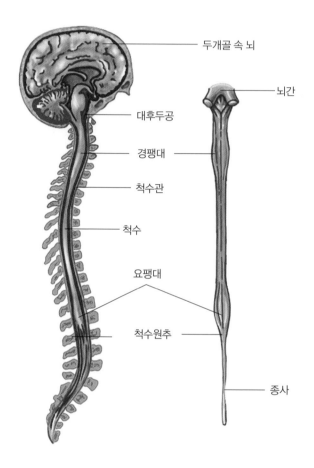

두개골 속 뇌

뇌간

대후두공

경팽대

척수관

척수

요팽대

척수원추

종사

척수는 척추 안에 위치한 신경섬유 다발로, 중추신경계의 일부분이며, 감각신경이나 운동신경이 모두 포함되어 있다. '경팽대'가 포함된 상단 부분은 호흡과 팔의 움직임을 조절하고, '요팽대'를 포함한 중간 부분은 다리의 움직임과 성 기능을 조절한다. 척수는 말초신경계를 통해 입력된 신체 내외의 모든 변화에 대한 정보를 뇌로 보내고, 뇌에서는 이 변화를 분석하고 통합한 후 다시 말초신경계로 보내 신체 반응과 정신적 활동을 하게 만든다.

식적으로 조절할 수 있는 체성신경계(감각신경, 운동신경을 포함하며 뇌신경과 척수신경으로 나뉨)와 자율신경계로 나뉜다. 자율신경계는 우리의 의지와는 관계없이 자율적으로 조절되는 신경으로, 뇌가 명령을 내리기 전에 스스로 판단하고 결정을 한다. 특히 위험한 상황에 맞닥뜨렸을 때 빠르게 반응하고, 주위의 변화에 맞춰 체온·심장박동 등을 조절해 생명을 유지하는 것이 그 예다.

'척수반사'라는 것이 있다. 척수를 중추로 해서 일어나는 무조건반사 작용으로, 팔다리 근육의 강도를 조절하거나 근육 수축을 통해 자극에 반응하게 한다. 무릎의 움푹 팬 곳을 치면 순간적으로 발이 올라가는 것이 바로 척수반사의 일종이다. 다리를 뻗었다 접는 동작을 반복하는 것, 뜨거운 물건이 손에 닿으면 팔을 굽혀서 재빨리 손을 떼는 것, 압정처럼 따가운 것을 밟으면 순간 다리가 들리는 것이 대표적인 척수반사의 예다.

우리가 운동을 할 때도 척수는 중요한 역할을 한다. 말초신경계에서 받아들인 자극은 척수를 통해 뇌로 전해지고, 뇌는 전달받은 자극을 분석해 적합한 운동 신호를 보낸다. 그 운동 신호는 척수를 거쳐 말초신경계로 보내진다.

척수의 기능과 역할을 다시 한 번 정리하면 다음과 같다.

● 뇌의 명령을 인체에 전달

- 신체 감각을 뇌로 전달
- 위급할 때 반사 행동 유도
- 각종 생리 현상 관장

이러한 척수의 역할로 인해 척추동물은 무척추동물보다 뇌가 크게 발달했다. 척수가 있어 보다 빠른 속도로 뇌의 명령을 전달할 수 있으니 그만큼 경쟁력을 갖췄다고 할 수 있다.

반면에, 척수에 문제가 생기면 인체는 심각한 위기를 맞는다. 근육 마비와 손발 저림, 감각 상실, 호흡의 부조화, 맥박·혈압·체온 조절의 이상, 방광 질환, 성기능 장애까지 총체적인 문제가 생기기 때문이다.

몸과 마음이 뇌와 척수에
영향을 미친다

척수는 뇌 건강과도 깊은 연관이 있다. 척수가 손상되면 인체의 여러 가지 기능과 역할이 손상되는 것은 물론 뇌가 감각을 느끼지 못하게 된다. 우리는 흔히 감각기관만이 감각을 느낀다고 여기지만, 실제로는 뇌가 감각을 느끼게 한다. 따라서 척수의 손상은 뇌가 감각을 제대로 인지하지 못하게 하며, 심한 경우에는 뇌혈관에 문제가 발생해 뇌경색이나 뇌출혈을 일으키기도 한다.

　이러한 척수가 있어 우리의 몸과 마음은 하나라는 사실을 알게 되었다. '스트레스는 만병의 근원'이라고 하는데, 스트레스가 우리 몸에 타격을 주는 경로가 척수다. 뇌가 느끼는 감정으로 인한 불규칙한 파동과 스트레스가 척수를 통해서 온몸으로 전달되는 것이다.

당신의 감정,
척추와도 연관이 있다

척추 건강이 우리 몸의 건강과 밀접하게 관련되어 있다는 사실은 충분히 이해되는 얘기지만, 척추 건강이 정신 건강과 관련이 깊다고 하면 의아해하는 사람들이 많은 것 같다. 하지만 척추는 기분이나 감정과도 관련이 깊어서 감정 상태에 따라 척추가 아플 수도 있다.

척추 건강은 정신 건강의 바로미터다. 감정의 변화는 에너지인 기(氣)의 변화다. 감정이 긍정적이면 기도 좋은 상태가 되고, 감정이 부정적이면 기도 나쁜 상태가 된다. 반대로, 기는 감정을 지배하기에 기의 상태에 따라 정신 건강이 좌우되기도 한다.

척추 건강이 정신 건강에
미치는 영향

척추는 뼈인데 감정과 무슨 상관이 있겠느냐 하겠지만, 척추는 간접적이지만 정신 질환에 적지 않은 영향을 미친다. 2020년 미국 미시간대학교 연구팀이 외상성 척추 손상 환자 6,800여 명을 대상으로 정신 질환의 발병률을 조사했다. 그 결과 척추 손상이 있는 사람은 그렇지 않은 사람에 비해 우울증 위험성이 20%, 불안장애 위험성이 5.2%, 알코올 사용 장애 위험성이 1.4% 정도 높았다. 또 불면증 위험성은 3.7%로 나타났다. 이렇게 척추 손상이 정신 질환에 영향을 미치는 것은 일종의 '고립 상태'를 경험하기 때문이다.

척추에 질환이 있으면 일단 사회적인 활동이 어려워져 혼자 집에서 지내는 시간이 늘어난다. 사람들을 만나고 활발한 사회활동을 해야 우울증이 예방되는데, 척추 질환이 있는 사람들은 그런 기회가 차단되어 우울증의 위험성이 높아지는 것이다.

뿐만 아니라 자신의 몸을 원하는 대로 움직이지 못하면 불안감이 커질 수 있다. 어떤 위험한 상황에 처할 경우 재빠르고 순발력 있게 대응해야 하는데 척추 손상으로 몸을 제대로 움직일 수 없으니 이에 대한 불안감이 높아지는 것이다. 이처럼 척추 문제는 단지 척추에서 끝나지 않는다.

척추 질환은 다른 만성질환을 동반하는 경우도 많은 것으로 나타났다. 지난 2013년 부민병원에서 척추·관절 환자 1,400여 명을 조사한 결과 척추·관절 환자가 고혈압을 동반하는 경우는 무려 60% 이상이었고, 당뇨병 33%, 고지혈증 3.5%, 심뇌혈관 질환 2.8% 정도로 나타났다. 이러한 현상은 척추 및 관절에 통증이 있으면 신체활동이 제한되는 것과 관련이 있다. '아파서 자유자재로 활동하지 못하고, 원하는 대로 움직이지 못하니 다른 질병이 유발되는' 악순환이 이어지는 것이다. 이처럼 척추는 인체의 대들보일 뿐만 아니라 심신 건강의 근간이다.

척추의 상태와 정신 건강이 관련이 있다는 것은 척추의 상태와 감정도 연관이 깊다는 것을 의미한다. 정신과 육체는 밀접하게 상호작용하기 때문이다. 한의학에서는 감정을 일곱 가지로 나누고 '칠정(七情)'이라고 부른다. 기쁨(喜), 노여움(怒), 근심(憂), 생각(思), 슬픔(悲), 두려움(恐), 놀람(驚)이다. 이 일곱 가지 감정의 변화가 질병의 내적 원인이 된다. 감정과 기가 밀접히 연관되어 있기 때문이다.

《황제내경》의 〈영추〉 '본신' 편에 이런 내용이 있다.

노여움이 지나치면 간이 상하고, 너무 기뻐하면 심장이 상하고, 너무 생각하면 비장이 상하고, 슬픔이 지나치면 폐가 상하고, 너무 두려워하면 신장이 상한다.

반대로, 특정 장기가 약화되면 감정으로 드러난다. 폐가 좋지 않은 사람은 슬픔을 자주 느끼고, 간이 좋지 않은 사람은 화를 자주 낼 수 있다. 《동의보감》 '내경' 편에도 이와 비슷한 내용이 있다.

간이 허하면 무서움을 많이 타고, 담이 허하면 결단력이 없어지며 두려움이 많아지고, 심장에 병변이 발생하면 가슴 두근거림, 건망증, 초조, 불안 등이 생긴다.

감정과 에너지(기)의 변화, 그리고 질병의 상관관계는 인체 장기의 오행(우주 간에 운행하는 원기로 목·화·토·금·수를 말한다)**적 특성 때문에 생긴다고 볼 수 있다.** 지나친 감정의 변화가 기혈의 흐름에 지장을 주고 그것이 에너지의 순환에 문제를 일으킨다고 보기 때문이다. 감정 역시 에너지와 주파수를 가지고 있어서 각 장기가 가진 에너지, 주파수와 공명을 잘 일으킨다고 본다.

자세히 말하면, 심장은 화(火)의 장기라서 기쁨이 심장의 에너지를 분산시킬 수 있고, 폐는 금(金)의 장기라서 우울하고 슬픈 감정을 수렴한다. 간은 목(木)의 기운이라 펼치는 것을 좋아하는데, 만약 화가 나서 목의 기운을 펼치지 못하면 기가 상부로 올라가 간을 상하게 한다. 비장은 토(土)의 장기로서 다소 조용한 기운을 가지고 있는데, 지나치게 고민을 하면 비장이 상한다. 신장은 수(水)의 장기로 놀라거나 공포심을 느끼면 기운이 응축되어 상할 수 있다.

따라서 **적당한 감정은 장기에 좋지만 지나친 감정은 장기를 상하게 하고, 장기가 약해지면 감정 조절도 잘되지 않는다.** 에너지를 활성화해 최적의 건강을 유지하려면 지나치지도 부족하지도 않은 중용의 감정을 갖는 것이 가장 좋다.

인간이 가질 수 있는 칠정은 그 자체로 좋고 나쁜 것이 아니다. 사람에게는 적당한 분노가 있어야 부당함에 맞설 수 있고, 자신이 원하는 것을 성취해내려는 의욕도 가질 수 있다. 걱정과 근심도 적당히 있어야 오늘을 열심히 살면서 안정적인 생활을 꾀할 수 있다. 생각도 어느 정도는 해야 사건과 사물에 대한 공평한 관점을 가질 수 있고 본질을 꿰뚫을 수 있다. 중요한 것은 이 모든 것이 '과할 때'이다. 즉 어느 한쪽으로 치우칠 때 문제가 발생한다.

칠정은
요통의 한 종류

칠정은 각 장기에만 영향을 미치는 것이 아니다. 허리가 아픈 요통 역시 칠정의 변화와 관련이 있다. '기요통(氣腰痛)'이라는 질환은 기의 순환이 제대로 이뤄지지 않아 생기는 요통이다.

《동의보감》'내경' 편에는 이렇게 설명되어 있다.

대체로 자신의 욕망대로 되지 않으면 심혈(心血)이 왕성하지 못해 근맥(筋脈)을 잘 영양하지 못하고 기가 막힌 탓에 허리가 아파서 오랫동안 서 있지 못하고 멀리 걷지도 못한다.

지나친 근심과 생각 등으로 비(脾)가 상해 허리가 아플 수 있고, 너무 분해하고 성을 내 간(肝)이 상하면 허리가 아프다.

성인의 60%가 한 번쯤 겪는 두통 역시 마찬가지다. 신경학적으로 문제가 생겨 두통이 생기기도 하지만 정서적·감정적으로 지나치게 긴장을 하면 통증이 생긴다.

흔히 허리 통증은 허리에 생긴 어떤 문제로 인해 생기는 것이라고 생각하기 쉽지만, 실제로는 칠정, 즉 에너지 대사와 관련이 깊다. 그러니 그동안 허리 통증으로 적지 않은 고통을 겪어왔다면 자신의 감정적 에너지의 상태를 되돌아봐야 한다.

우리는 평소에 '기분'이라는 말을 자주 쓴다. 기분에 따라서 하루를 즐겁게 보내기도 하고, 기분이 나빠서 온종일 불편한 마음으로 지내기도 한다. 그런데 기분이라는 말이 정확히 어떤 뜻일까? 기분의 한자는 氣分으로, 내 몸의 에너지인 기가 온몸에 적절하게 흐르며 분배가 잘되

어야 한다는 뜻이다. 기의 분배가 잘되면 기분이 좋고, 기의 분배가 잘
되지 않으면 기분이 나빠진다. 기의 흐름이 기분에도 중요한 역할을 하
는 것이다.

한의학에서는 마음과 정신의 건강을 매우 중요하게 생각한다.《황제
내경》의 〈소문〉 '이정변기론' 편에 '득신자창 실신자망(得神者昌 失神者亡)'
이라는 말이 있다. 정신을 잘 관리하면 건강하고 그렇지 않으면 건강을
잃는다는 뜻이다. 여기에서 신(神)은 '정신, 마음, 감정'을 통칭한다.

감정은 건강은 물론이고 삶의 질과도 관련이 있다. 우리 몸에는 정기
(精氣)와 탁기(濁氣)라는 두 가지 에너지가 있는데, 정기는 우리 몸을 피
곤하지 않게 하고 힘을 주는 맑은 에너지다. 탁기는 우리 몸을 피곤하
게 하고 상하게 하는 탁한 에너지다. 하고 싶은 것을 하며 즐겁게 살면
정기가 만들어지고, 하기 싫은 것이나 귀찮은 것을 억지로 하며 불행하
게 살면 몸을 상하게 하는 탁기가 만들어진다. 따라서 본인의 마음가짐
이 정기 혹은 탁기를 만든다는 사실을 알고, 긍정적인 마음으로 즐겁게 생
활해야 한다.

감정과 몸의 변화

● 지나친 기쁨(喜)

편안한 마음이 깨지고 산만해져서 정신을 집중할 수 없다. 질병의 원인이 되는 신체 변화가 생기기 시작한다. 가슴이 두근거려 잠이 잘 오지 않고 번민하게 된다. 예를 들어, 로또에 당첨된 사람이 그날 밤 아무 일도 없다는 듯 숙면을 취하는 건 상식적으로 쉽지 않은 일이다.

● 지나친 분노(怒)

혈액이 거꾸로 치솟는 것 같은 감정으로, 분노가 이목구비를 막아서 손발이 싸늘해지고, 심하면 정신을 잃고 쓰러진다. 드라마에서 분노를 표출하던 사람이 목덜미를 잡고 쓰러지는 장면이 나오는데, 이런 이유에서다. 흔히 화가 많이 나면 실제로 피가 거꾸로 솟구쳐 몸의 균형이 일시에 깨지고 만다.

● 지나친 근심(憂)

기분이 답답하고 마음이 가라앉고 몸에서 힘과 활력이 사라진다.

● 지나친 생각(思)

생각이 너무 많으면 기의 순환 자체가 원활하지 못하다. 위장 기능이 떨어져 소화가 안 되어 복부가 답답하고 식욕이 떨어진다.

● 지나친 슬픔(悲)

너무 슬프면 잠시 기절을 하거나 통곡을 하고, 피를 토하기도 한다. 자식이나 부모가 갑자기 세상을 떠났다는 소식을 들은 사람이 기절하는 일이 종종 있다. 또 옆구리가 아프고 성질이 급해지고 한숨을 내쉬게 된다.

● 지나친 두려움(恐)

너무 무서운 일을 맞닥뜨리면 기가 순식간에 바닥으로 떨어져 대소변을 제어하지 못한다. 너무 무서워 소변 실수를 하는 일이 대표적인 예다.

● 지나친 놀람(驚)

두려움과 놀람은 비슷한 면이 있지만, 놀람은 갑자기 일이 생겨 정신적으로 급격하게 긴장하는 것이다. 몸과 마음이 어디에 의지해야 할지 몰라 당황하고 혼란을 느끼고 갈팡질팡하게 된다.

감정의 변화가 건강에 미치는 영향을 줄이기 위해《황제내경》의〈소문〉'사기조신대론' 편에서는 감정을 조절하는 방법을 제시하고 있다.

우선, 지혜로운 사람이 양생할 때는 반드시 4계절(사시)에 순응하면서 노여움이나 즐거움이 지나치지 않도록 조절하고 거처를 편안하게 한다. 또 음양이 치우치지 않도록 절제해 강함과 유함을 조화시킨다. 한편으로 두려움이나 사려가 과도하면 정신이 손상되고, 정신이 손상되면 두려워하는 기색이 외부로 드러난다. 따라서 두려움과 사려도 적당히 해야 한다.

더불어 슬픔으로 인해 내장이 요동하면 에너지가 고갈되어 생명을 잃기 때문에 슬픔에 지배되지 않도록 조절해야 한다. 이와 마찬가지로 정신적 에너지를 소모하는 기쁨, 정신을 혼란스럽게 하는 노여움, 에너지의 순환을 막는 근심도 건강에 영향을 미치기 때문에 이러한 감정에 지나치게 빠지지 않도록 해야 한다.

만약 이러한 감정에 지나치게 휘둘릴 경우에는 된다. 주로 척추 상부의 경혈인 폐수·궐음수·심수를 자극하면 감정 조절과 마음 안정에 도움이 된다.

우리가 일상에서 느끼는 스트레스도 잘 관리해야 한다. 스트레스 상태에서 에너지장은 혈액이 뜨거워지거나 차가워져 제대로 활성화될 수 없다. 그리고 우리 몸은 산성화된다. 몸의 일부분 혹은 온몸이 산성화되면 염증이 생긴다. 염증이 생기는 것은 몸이 더 이상 감당하기 힘들다는 것을 의미한다. 따라서 염증의 근본 원인을 없애주어야 한다. 만약 염증이 지속되면 그 자체로 강한 독이 되어 류머티즘, 크론병 등 자가면역질환을 일으킬 수 있다.

길흉화복은 자신의 믿음에 달려 있다. 대체로 스트레스는 현재보다 미래나 과거의 것들, 그리고 아직 일어나지 않은 일에 대한 불안감에서 나온다. 그러니 자신의 상황을 있는 그대로 받아들이고 잘될 것이라고 믿으면 스트레스가 줄어들면서 성장의 기회가 온다. 암 환자들 중에는 암을 극복하는 사람이 있는 반면, 어떤 환자는 암을 극복하지 못하고 결국 죽는다. 이는 암이라는 객관적인 사실보다는 자신의 믿음에 따른 결과다. 면역력 역시 정신적 에너지 관리가 중요하다는 사실을 잊지 말아야 한다.

PART 2

에너지의학과 한의학이 밝힌 인체의 원리

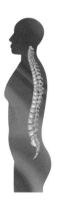

의학은 수천 년간 여러 갈래로 발전해왔다. 그리스에서 시작된 현대 서양의학, 우리나라의 한의학, 중국의 중의학, 인도의 아유르베다 의학이 그 갈래들이다. 이러한 전통의학들은 각자의 방식대로 발전해왔지만, 과학이 발전하면서 서양의학이 대세로 자리 잡기 시작했다. 그런데 1900년대부터 서양의 과학계에 큰 변화가 일어났다. 물리학의 패러다임이 바뀌기 시작한 것이다. 그것이 바로 '양자물리학'이며, 이 원리에 근거해 탄생한 것이 '에너지의학(양자의학)'이다. 이제 서양의학자들조차 에너지의학을 새로운 의학의 출발로 보고 있다. 놀라운 사실은 에너지의학의 관점이 한의학의 관점과 일치한다는 점이다. 이는 우리가 건강을 지키기 위해서 무엇을 어떻게 해야 하는지에 대한 기준에 변화가 생겼음을 의미한다.

서양의학 이전의 의학과
에너지의 기원

　의학은 인체를 다루며 건강을 보존하기 위해 발전한 학문이다. 그런데 사람들은 '의학'이라고 하면 대부분 서양의학을 생각한다. 엑스레이를 찍고, 외과적으로 수술을 하며, 화학적으로 만들어진 약을 먹는 일련의 과정들이 서양의학의 진단과 치료 방식이다. 서양의학은 인체를 기계로 인식하고 진단해 화학약품을 먹여서라도 증상을 없애겠다는 관점을 가진 의학이다. 하지만 '의학'에 서양의학만 있는 것은 아니다.

아유르베다 의학과
한의학

아이가 감기에 걸리면 부모는 '바이러스 때문에 감기에 걸렸구나', '요즘 밥을 제대로 안 먹더니 면역력이 떨어졌구나'라고 생각한다. '음양의 조화가 깨져서 감기에 걸렸구나', '자연의 에너지와 내 아이의 에너지 부조화로 감기에 걸렸구나'라고 생각하는 일은 거의 없다.

후자의 생각이 이상하게 들리겠지만, 사실 한의학이나 인도의 아유르베다(Ayurveda) 의학에서는 상식적이고 일반적인 생각이다. 바로 이러한 것들이 '관점'의 차이이다. 어려서부터 서양의학이 주도하는 건강검진을 받고, 백신을 맞았으며, 아프면 병원에서 진료를 받고 엑스레이를 촬영했던 경험을 가진 사람은 자연스럽게 '의학=서양의학'이라고 생각할 수밖에 없다. 하지만 서양의학 이전에도, 그리고 서양의학이 발전할 당시에도 서양의학 이외의 의학들 역시 눈부시게 발전했다. 그리고 이러한 의학들은 애초부터 인체를 기계가 아닌 '에너지'의 관점으로 봤다.

인도의 아유르베다 의학은 기원전 2,500년경부터 힌두교도의 전승의학으로 출범해 주로 치과, 안과 치료나 정형 수술 등 외과적 의술을 시행했으나, 기원전 500년경 이후로 철학사상과 결합해 식이·호흡·약물·마사지 등을 총체적으로 시행하는 인도의 전통 의술로 체계화되었다.

아유르베다 의학의 핵심은 '균형'이다. 개인의 신체적, 정신적, 영적인 기운의 상호작용이 깨졌을 때 질병에 걸린다는 것이다. 아유르베다 의학의 가장 큰 특징은 인간을 우주의 하나이자, 자연이라는 '대우주'에서 생겨난 '소우주'라고 본다는 점이다. 따라서 **건강과 질병 역시 대우주와의 상호연관 속에서 파악한다.** 또 대우주에는 다섯 가지 요소가 존재하는데, 공간(空間·에테르, 아카샤), 바람(風, 바유), 불(火, 테자스), 물(水, 잘라), 땅(地, 프르티비)이 그것이다. 사람의 체질은 바타(vata)형, 피타(pitta)형, 카파(kapha)형으로 분류한다. 바타형은 '공기'와 '움직임'으로 표현되며, 체형이 날씬하고 움직이기를 좋아하는 사람을 말한다. 피타형은 '태양'과 '변화'로 표현되며, 보통의 체형을 가진 사람이다. 카파형은 '달'과 '형(形)'으로 표현되며, 다소 뚱뚱한 사람을 말한다. 아유르베다 의학은 이러한 세 가지 기본 체질을 중심으로 치료와 처방을 달리한다.

한의학에 대한 지식이 조금이라도 있는 사람이라면 아유르베다 의학이 한의학과 다소 닮았음을 느낄 것이다. **한의학도 인체를 소우주로 인식하며 대우주인 천지자연과의 조화와 균형을 중요시한다.** 또 한의학의 기본사상인 음양과 오행(목·화·토·금·수)으로 세상의 원리를 설명하고, 사계절의 에너지 순환과 균형을 매우 중요하게 생각한다. 사람의 체질과 특성에 맞게 진단, 치료한다는 점도 아유르베다 의학과 비슷하다.

웰니스* 산업계에서
주목

　아유르베다 의학을 탄생시킨 고대 인도의 사상에서 무엇보다 눈에 띄는 것은 프라나(Prana)와 차크라(Chakra)이다. **프라나는 태양이 만들어 내는 생명력이며, 차크라는 우리 몸에 존재하는 생명에너지의 중심이자 집결소다.** 차크라는 우리 몸에 약 8만 8,000개 정도 있다. 이 중에서 중요한 것은 7가지이며, 머리부터 등뼈를 따라 단전으로 이어지는데 6가지는 척수를 따라 위치하고 다른 하나는 두개골 최상부에 있다. 한의학에 비유하면, 생명의 근원인 프라나는 기(氣)에 해당하고 차크라는 경혈, 경락의 개념과 유사하다. 또한 아우라(Aura)는 몸에서 방출되는 일종의 에너지, 전자기장을 의미한다. 활력이 있고 건강하며 감정이 안정되어 있으면 밝은 아우라를 내뿜고, 불안과 초조·두려움이 있으면 아우라는 위축되고 약해진다. 한의학에서 말하는 '기운'은 인체에 흐르는 기, 감정 상태, 건강 상태에 따라 달라진다.

　인체에 에너지가 흐르고 있다는 관점은 수많은 문화권에서 공통적으로 발견된다. 포하트(fohat), 오르곤(orgone), 오딕력(odic force), 마나

---

*웰니스 : 세계보건기구(WHO)가 '건강'의 개념을 좀 더 심화하고 확장한 개념으로, 생활과학으로서 운동을 일상생활에 적절하게 도입해 건강하게 하루하루를 지내는 것을 의미한다.

주요 차크라 7가지

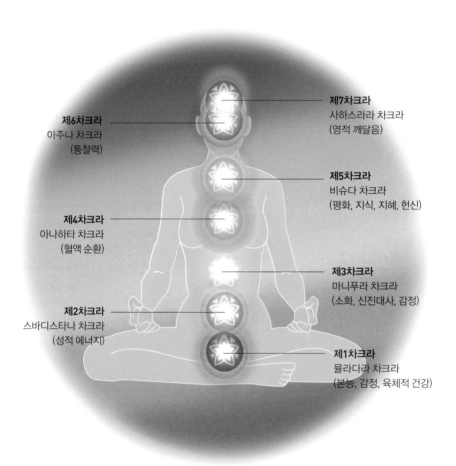

제6차크라
아주나 차크라
(통찰력)

제4차크라
아나하타 차크라
(혈액 순환)

제2차크라
스바디스타나 차크라
(성적 에너지)

제7차크라
사하스라라 차크라
(영적 깨달음)

제5차크라
비슈다 차크라
(평화, 지식, 지혜, 헌신)

제3차크라
마니푸라 차크라
(소화, 신진대사, 감정)

제1차크라
뮬라다라 차크라
(본능, 감정, 육체적 건강)

고대 인도에서는 인체에서 생명에너지의 중심이자 집결소를 '차크라'라고 불렀다.
그림에서 보듯 7가지 차크라가 가장 중요하다고 전해진다.

(mana) 등 전 세계에서 발견된 이 의학 용어들이 모두 인체 에너지를 지칭한다. 결국 의학의 출발에서부터 '에너지'는 매우 중요하게 생각되어 온 것이다. 다만 서양의학에서는 인체 에너지를 다루지 않는다.

그런데 최근 인체와 에너지의 문제를 관심 있게 지켜보는 흐름이 생겨났다. 바로 '웰니스(Wellness) 산업'이다. 웰니스란 웰빙과 건강의 합성어로 신체적·정신적·사회적 건강이 조화를 이룬 가장 이상적이고 최적화된 상태를 말한다. 의사, 기술자, 경제학자, 최고경영자 등 전 세계 웰니스의 선두주자들이 회담을 하고 발표한 **2020년 트렌드 중에 '에너지의학의 증가'가 포함되었다.** 보고서의 일부 내용을 인용하면 다음과 같다.

에너지에 대해 관심을 가져야 한다. 침술, 차크라, 레이키, 수정요 등은 인간의 에너지를 치유하기 위한 '에너지의학'의 행위이다. 서양의학과 고대 의학은 치유에 대한 접근법이 근본적으로 서로 다르다. 서양의학은 해부학적·생화학적 모델을 수용하는 반면 고대 의학은 인체 에너지 분야에 접근해 치료한다. (……) 과학계의 연구자들은 고대 전통의학과 현대 웰니스의 공통점을 발견했다. **인체가 신체적·정신적 기능을 통제하는 중심 역할을 하는 것이 주파수와 파동이라는 사실이다.** 그리고 인간의 세포를 바꾸는 환경과 전자기장에 대해서도 지속적으로 연구하고 있다. 만약 의학이 에너지를 간과했다면 현재 생물학계를 뒤흔들 새로운 발견을 하지 못했을 것이다.

고대 의학부터 지금의 웰니스 산업까지 에너지의 순환과 균형은 늘 건강과 의학의 중심이었다. 이제 우리는 인체를 하나의 기계로 파악하는 관점에서 벗어나 '에너지가 머무는 장소'로 생각해야 하며, 더 나아가 어떻게 하면 이 에너지를 치료에 잘 활용해서 건강해질 수 있을지를 궁리해야 한다.

에너지의학과 한의학이
말하는 건강의 원리

지금으로부터 100여 년 전, 물리학의 새로운 흐름이었던 '양자물리학'이 전파되면서 에너지의학(양자의학)이라는 또 다른 의학의 지평이 열리기 시작했다. 그 영향으로 사람들은 과거와는 전혀 다른 관점에 눈을 떠갔다. 이 새로운 관점은 기존의 서양의학이 인체를 기계로 인식하고 접근하면서 생겼던 많은 문제점을 보완했다. 에너지의학이라고 하면 꽤 어려워 보이지만, 건강을 다루는 차원에서는 그다지 어려운 내용이 아니며 누구나 쉽게 이해할 수 있다.

새로운 진실,
새로운 의학

지금의 서양의학은 데카르트, 뉴턴과 다윈의 연구가 기반이 되어 발전해왔다. 약 300년 전부터 시작된 의학의 발전은 인체를 하나의 '물리적 기계'로 파악했고, 인체에 질병이 생기면 마치 기계를 다루듯 없애고 자르고 대체하면 된다고 여겨왔다. 그리고 이러한 견해는 합리적인 관점으로 받아들여져 반론을 제기하기 힘든 분위기가 형성됐다.

이러한 분위기에서 사람의 마음과 의식, 정신과 에너지에 관한 주장은 '사이비' 혹은 '비과학적인 이야기'라는 조롱을 들으며 철저하게 무시당했다. 하지만 양자물리학이 생겨나면서 이런 분위기가 혁신적으로 뒤바뀌기 시작했다.

에너지의학은 양자물리학이라는 엄밀한 과학적 연구 결과에 의해서 탄생했다. 양자물리학이 처음 발표될 당시에 과학자들과 의학자들은 충격에 빠졌다. 이제껏 자신들이 파악하던 세상과는 전혀 다른 관점을 제시했기 때문이다.

쉬운 예로, 양자물리학 탄생의 이전 시기만 해도 빛이라는 것은 일종의 알갱이, 즉 입자라고 알려졌다. '태양빛'이라고 하면 태양에서 쏟아지는 빛의 알갱이들이 세상을 환하게 밝히는 것이라고 믿었다. 그런데 양자물리학은 빛이 입자이면서 동시에 '파동'임을 증명했다. 즉 태양빛은 물질이기도 하고 파동을 가진 에너지이기도 한 것이다.

사실 이것은 모순적인 견해 같기도 하다. 누군가가 "지금 당신이 사용하는 볼펜은 딱딱한 물체이기도 하지만, 동시에 에너지 흐름을 가진 파동이기도 합니다"라고 말했다고 가정하자. 당신은 이 말을 쉽게 받아들일 수 있겠는가? 아마 그런 사람은 거의 없을 것이다. 그런데 놀랍게도 양자물리학은 수많은 실험을 통해 이를 반복적으로 입증했고, 과거의 물리학을 완전히 대체하면서 새로운 물리학으로 공식 등극했다.

에너지의학은 이러한 양자물리학에 근거하고 있다. 즉 에너지의학은 '양자물리학이 파악한 새로운 세계의 진실에 근거해서 체계화된 의학'이며, 공인된 최신 물리학 이론의 성과를 고스란히 받아들인 가장 발달된 의학이다.

그렇다면 에너지의학이 우리의 건강과는 어떤 관련이 있을까? 이를 위해서는 먼저 '양자(量子)'가 무엇인지를 알아야 한다.

양자란 더 이상 나누려고 해도 도저히 나눠지지 않는 가장 작은 에너지 단위이다. 우리가 눈으로 볼 수 있는 모든 것은 이 양자의 집합체인 셈이다. 컴퓨터도, 스마트폰도, 심지어 나와 반려견, 우리 집에 있는 식물들 역시 모두 양자의 집합체이며 양자에너지가 만들어낸 결과이다. 여기에서 중요한 것은 양자물리학이 밝혀낸 '파동'이라는 에너지적 성질이다. 만약 우리 몸속 역시 양자로 구성되어 있고 양자의 에너지가 파동의 형태로 몸속을 순환하고 있다면 어떨까?

건강에 대한
새로운 관점

에너지의학에 의해 새로 형성된 건강에 대한 관점은 세 가지로 요약할 수 있다.

첫째, '우리 몸은 에너지 순환에 의해 유지된다'는 관점이다. 과거 서양의학에서는 인체가 에너지로 이루어졌다고 보지 않았고, 그것이 '순환'된다고 보지도 않았다. 반면 에너지의학과 한의학의 견해는 거의 일치한다. 우리 몸이 건강을 유지하기 위해서는 전반적으로 순환이 원활해야 한다는 점이 그렇다.

예를 들어, '운동을 하면 건강해진다'는 말은 엄밀히 따지면 '운동을 통해 에너지가 순환되어 우리 몸을 건강하게 만든다'는 뜻이다. 따라서 운동으로 근육을 키우는 물질적인 면도 중요하지만, 운동으로 과도하게 근육을 키우거나 자신에게 맞지 않은 운동을 과도하게 하면 에너지 순환이 방해되어 오히려 건강에 나쁠 수 있다.

음식도 마찬가지다. '채소와 과일이 몸에 좋다'는 건 어디까지나 에너지 순환에 도움이 될 때이다. 만약 채소와 과일을 에너지 순환이 방해될 정도로 과잉 섭취하거나 지나치게 채소 편식을 하면 에너지 대사가 방해되어 오히려 건강을 해칠 수 있다.

따라서 한의학과 에너지의학은 체내의 에너지 순환이 원활히 이루어지고 본인과 에너지 균형이 맞아야 건강이 유지된다고 말한다.

둘째, '에너지 파동에 의해 몸과 마음이 연결되어 있다'는 관점이다. 요즘에는 '스트레스를 받으면 건강이 망가진다'는 말을 상식처럼 받아들이지만, 과거에 이 말은 전혀 설득력이 없었다. 과거 서양의학은 몸과 마음이 완전히 분리되어 있다고 생각해 '스트레스와 건강은 아무런 관련이 없다'고 했다. 그러나 에너지의학과 한의학은 몸과 마음이 밀접하게 영향을 주고받는다는 사실을 증명했다. 그 결과 우리는 몸 건강을 지키려면 반드시 마음 건강을 지켜야 한다는 사실을 알게 되었다.

실제로 생각과 느낌, 마음은 질병을 제압할 수 있을 정도의 화학적 반응을 유발해 우리 몸을 치유한다. 만약 과거 서양의학계에서 '장수의 비결은 마음이다'라고 주장했다면 대부분 무시당했을 것이다. 그러나 에너지의학과 한의학의 증명으로 지금의 서양의학은 몸과 마음의 상관성을 인정하고 있다.

셋째, '몸의 특정 부분을 자극하면 연결된 다른 부분이나 전체가 활성화된다'는 관점이다. 인체가 '에너지의 흐름, 파동의 연속'이라고 한다면 이는 한쪽에서 다른 쪽으로 전달되는 특성을 가지고 있음을 의미한다. 예를 들어, 호수의 특정 지점에 돌을 던지면 그로 인해 발생한 물의 파동이 먼 곳까지 전달되는 이치와 같다. 이와 마찬가지로 몸의 특정 부위를 자극하면 에너지가 전달되어 전신이 활성화될 수 있다.

이러한 에너지의학의 관점은 한의학의 경혈 개념과도 일치한다. 경혈에서는 엄지손가락과 검지손가락 사이에 있는 합곡점을 누르면 대장으로 흐르는 기운이 자극되어 대장 건강에 도움이 된다고 한다.

의학은 늘 과학의 발전과 함께해왔다. 새로운 과학 지식이 생겨나면 의학은 그것을 인체에 적용시켜왔다. 양자물리학과 에너지의학은, 수천 년 전부터 한의학이 주장해왔던 대부분의 이론들이 매우 과학적이고 합리적이라는 사실을 증명해주었다. 특히 에너지 순환과, 에너지 순환을 원활하게 하는 경혈과 경락이 우리 건강을 지켜줄 것이라는 확실한 근거를 제시하고 있다.

마음에도
에너지가 있다

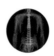

'인체에 흐르는 에너지'는 인체뿐만 아니라 마음에도 존재한다. 특정 감정이나 마음 상태가 에너지 흐름에 영향을 주어 몸 상태에 영향을 미치고, 더 나아가 우리의 건강을 좌우한다. 이는 '심신의학(Mind-Body Medicine)'이라는 또 하나의 의학 체계로 분류되어 많이 연구되어왔다. 실제로 일상에서 조금만 관찰하면 마음에 에너지가 있음을 직관적으로 알 수 있다. 긍정적인 생각을 하고 편안한 마음을 가지면 몸이 편안해지면서 마음이 안정되고, 부정적인 생각에 휩싸이면 몸도 덩달아 기운이 쭉쭉 빠지는 것이 그 예다.

그렇다면, 우리 마음에 있는 에너지는 무엇일까?

마음과 생각이 가진
주파수

마음에도 에너지가 있다는 사실이 과학적으로 증명된 것은 바로 '주파수'에 의해서다. 우리 몸에도 파동이 만들어내는 주파수가 있지만, 감정에도 마찬가지로 주파수가 있다. 실제 그것을 측정했더니 분노는 285kw, 슬픔은 125.8kw, 미움은 18.4kw라는 주파수가 측정되었다. 만약 이런 주파수들이 강하게 발신되면 인체의 각 장기들이 타격을 입을 것이고, 반복적으로 충격을 받은 장기는 결국 힘을 잃어 질병의 공격에 무력해질 것이다.

이처럼 마음에 특정 에너지가 있고 그 에너지가 건강에 영향을 미친다는 사실은 심신의학의 기반이 되었다. 심신의학의 기본 개념은 '몸과 마음은 절대 분리될 수 없는 하나이며, 다양한 감정은 물론 의지·신념·상상·기대 같은 생각 역시 몸에 큰 영향을 미친다'이다. 보다 구체적으로 말하면, 감정과 생각은 질병의 증상과 치료 과정, 건강 증진에 있어 때로는 직접적으로 때로는 간접적으로 영향을 미친다.

심신의학은 서양의학의 중심지라고 할 수 있는 미국에서도 상당한 인기를 끌고 있다. 이미 1960년대 초부터 대체의학에서 심신요법이 중요하게 활용되어 왔으며, 그 인기는 지금도 여전하다.

하버드대학교 출신의 통합종양학 연구자 켈리 터너(Kelly Turner) 박사는 전 세계적으로 기적적인 회복을 이룬 1,000건의 사례를 분석한 뒤 《하버드 의대는 알려주지 않는 건강법》이라는 저서를 발표했다. 그녀가 말하는 '근본적 치유의 9가지 주요 요소'는 물리적인 조건보다 마음과 생각의 힘이 얼마나 중요한지를 알려준다. 그 9가지 요소는 다음과 같다.

① 식단을 근본적으로 바꾸기
② 자신의 건강을 주도적으로 다스리기
③ 직관 따르기
④ 약초와 보조제 쓰기
⑤ 억눌린 감정 풀어내기
⑥ 긍정적인 감정 늘리기
⑦ 사회적 지지 받아들이기
⑧ 영적 연결 깊게 하기
⑨ 살아야 할 강력한 이유 찾기

여기에서 물리적인 요소 혹은 환경 요소에 대한 항목은 '①식단을 근본적으로 바꾸기'와 '④약초와 보조제 쓰기'뿐이다. 다른 요소들은 마음·생각과 관련된 것들이다. 결국 마음과 생각은 우리가 생각하는 것 이상으로 강력한 에너지를 가지고 있으며, 인체의 건강 상태 및 치유에 영향을 준다고 볼 수 있다.

보이지 않는 에너지가
지배한다

  마음과 생각도 에너지를 가지고 있고 몸과 상호 영향을 끼친다는 사실은 뇌의 신호로도 설명된다. 세계적인 의식 연구의 대가 그렉 브레이든(Gregg Braden)에 의하면, 마음에 어떤 감정을 품고 있으면 그 감정이 뇌에 신호를 보내고 뇌는 그 신호에 어떻게 반응할지를 결정한다. 만약 감정에서 부드러운 파동을 질서 정연하게 보내면 뇌도 마찬가지의 파동을 보낸다. 이러한 자연스러운 주고받음은 우리 몸의 면역력을 최상의 상태로 만든다. 반대로, 나쁜 감정이나 나쁜 생각의 파동을 보내면 뇌도 이와 비슷하게 반응한다. 명상은 이러한 마음과 생각의 파동을 질서 정연히 하고 부드럽게 만드는 과정으로, 마음과 생각이 뇌와 에너지를 통해 상호 반응하도록 돕는다.

  세계적인 생물학자 브루스 립턴(Bruce Lipton) 박사는 스탠포드대학교에서 줄기세포 연구를 수행하고 위스콘신대학교에서 강의를 했다. 또 과학계에서의 공로를 인정받아 2009년 '고이 평화상(Goi Peace Award)'을 수상했다. 그는 "양자물리학이 우리를 다시 예전으로 데려가고 있다. 의학에서 무가치한 것으로 치부해온 '보이지 않는 힘'이 모든 것을 통제하는 주요한 힘이라고 믿던 시대로 말이다"라고 말했다. 브루스 립턴 박사가 말한 '보이지 않는 힘'이란 마음과 의식이다. 그는 "마음과 의식은 몸을 지배

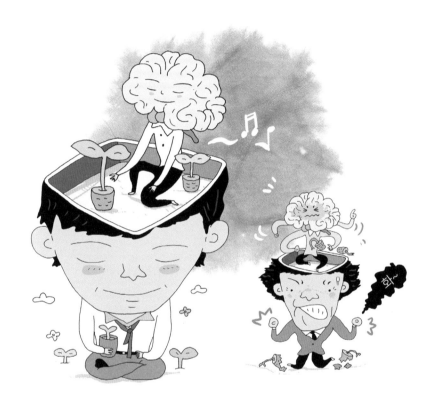

마음과 생각, 그로 인한 감정도 에너지를 가지고 있으며
뇌와 상호 영향을 주고받는다.
감정에서 부드러운 파동을 보내면 뇌도 마찬가지의 파동을 보낸다.
나쁜 감정이나 나쁜 생각의 파동을 보내면 뇌도 이와 비슷하게 반응한다.

하는 강력한 힘이다. 마음에서 나오는 보이지 않는 에너지가 우리 몸을 규정하고 세상과의 관계까지도 규정한다"고 말한다.

미국 시사주간지 〈타임〉은 2003년 1월 '마음으로 몸 치유하기'라는 기사를 실었다. 그 기사는 '마음을 잘 다스리면 누구나 건강해질 수 있다'는 내용을 담으면서 '우울증만 제대로 다스려도 골다공증, 당뇨병, 심장병, 치매는 물론이고 암에도 걸리지 않는다'는 연구 결과를 제시했다.

'몸과 마음이 하나다'라는 개념은 건강에 대한 완전히 새로운 관점을 열어준다. 우리는 이제껏 건강을 지키기 위해 좋은 음식을 먹고 운동을 해왔지만, 마음과 생각의 중요성을 깨닫지 못해 그리 잘 다스리지 않아온 게 사실이다. 화가 나면 화를 내고, 짜증이 나면 짜증을 마음껏 부렸다. 부정적인 생각이 들면 그 생각에 휩쓸리기도 했다. 하지만 마음과 생각의 에너지는 매일 먹는 좋은 음식과 매일 하는 운동만큼이나 중요하고, 때로는 그보다 훨씬 더 건강에 유익한 영향을 준다는 사실을 알아야 한다. 마음과 생각의 에너지를 잘 활용하는 것만으로도 건강에 한층 더 가까이 다가갈 수 있다.

기와 전기,
그리고 에너지

    우리 몸 안에서 에너지가 순환하고 있다는 사실은 체내의 전기적 성질을 분석하면서 더욱 확실하게 증명되었다. '우리 몸에 전기가 흐른다'는 말이 낯설 수도 있지만, 전기는 우주의 생성과 함께해왔으며, 생명의 탄생에 깊이 관련되어 있다. '태초에 전기가 있었다'라고 할 수 있을 정도다. 한의학에서 말하는 '기'라는 에너지의 흐름은 전기적 에너지의 다른 표현일 뿐 결국 같은 것을 가리킨다.

태초부터 생명과
함께한 전기

우주를 구성하는 모든 궁극적인 원자에는 마이너스(−) 전기와 플러스(+) 전기가 있다. 전기는 우주의 탄생과 변화의 근본 동력이라고 해도 과언이 아니다. 1930년대 예일대학교의 해부학 교수였던 해럴드 색스턴 버(Harold Saxton Burr)는 생물에서 전기를 최초로 측정한 인물이다. 그는 곤충이나 도롱뇽은 물론 미생물에서도 전기를 측정했다. 그결과 전기의 변화가 생명의 중요한 증상들과 깊이 연관되어 있음을 알게 됐다.

그는 '생명이 발생하는 가장 초기의 형태는 전기와 자기장'이라며 전기가 생명의 탄생에서 매우 중요한 역할을 한다고 결론 내렸다. **생명이 있기 위해서는 전기가 있어야 하고, 전기가 있기 때문에 생명이 있다는 것이다.** 따라서 "인간의 몸에 흐르는 전기의 압력, 전압을 제대로 측정할 수 있다면 인체에 생기는 모든 문제에 대해 알 수 있을 것"이라 예상했다.

미국의 유명 정형외과 의사 로버트 베커(Robert Becker)는 오랜 기간 생체전기를 집중적으로 연구했다. 그는 인체의 전기적 성질이 세포 재생이나 **질병 치료를 포함한 많은 생명활동의 근원이 된다는 점을 밝혀냈다.**

생체전기를 최초로 발견한 사람은 18세기 말 이탈리아 볼로냐대학교의 해부학 교수 루이지 갈바니(Luigi Aloisio Galvani)였다. 그는 최초로

개구리의 신경에 있는 전류를 측정했고, 이후 많은 과학자가 인체에 존재하는 각종 전기를 발견했다. 생물체에서 발생하는 전기를 '생체전기(Bioelectricity)'라고 부른다. 이러한 전기가 특화된 생물도 있으니 아마존강에 사는 전기뱀장어, 나일강에 서식하는 전기메기 등이다. 이런 물고기들은 무려 400V에서 많게는 850V의 전기를 만들어낸다. 400V가 어느 정도로 큰 전기냐 하면, 과거 한국전력 직원이 변압기 작업을 하다가 실수로 인근 주택에 400V를 흘려보냈는데 주변에 있던 TV 50대와 보일러 40대의 퓨즈가 끊어지거나 회로기판이 탈 정도였다.

일상에서 우리가 전기를 경험하는 경우는 몸을 찌릿찌릿하게 만드는 '정전기'가 발생하는 것 정도이다. 그러나 인체에는 항상 미세한 전기가 흐르고 있다. 서양의학은 인체의 전기를 활용해 다양한 진단과 치료에 응용하고 있다. 심장에서 발생하는 전기적인 현상을 측정해 진단에 활용하는 것이 '심전도'이고, 신경과 근육에서 발생하는 전기적 신호를 진단에 활용하는 것이 '근전도'이다. '뇌전도', '뇌파'는 뇌에서 발생하는 전기적 신호를 활용해 진단에 활용하는 경우이다.

근래에는 전기 신호로 질병을 치료하는 전자약의 연구가 활발하다.

에너지로 치료하는
전자약

에너지 치료약인 전자약은 의료의 혁신이다. 전자약은 전자(electronic)
와 약품(pharmaceutical)을 합친 말로 주로 전류나 자기장 등 '전기 신호'로
질병을 치료하는 약을 말한다. 전자약의 제일 큰 장점은 부작용이 적고
편리하다는 것이다. 기존 의약품은 의도치 않은 많은 부작용을 발생시
키지만 전자약은 흡수 과정이 없어 약물부작용과 치료의 저항성을 원

음파가 전자약을 만드는 메커니즘

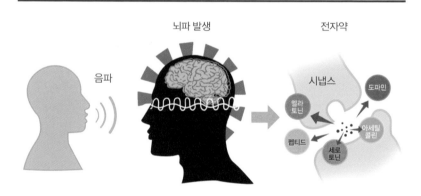

말은 뇌파를 발생시켜서 뇌 속 전자약을 나오게 한다. 뉴런의 평상시 내부 전압이 −70mV인데
말을 하면 +50mV로 상승해 전기적 신경펄스인 활동전위가 시냅스 소포에 들어 있는 신경전달
물질인 전자약을 나오게 한다. 2013년 제약사 글락소스미스클라인(GSK)에서 처음 사용한 전
자약은 '생체전자의약품'의 줄임말로 전기 신호를 정상화하여 완치가 어려운 파킨슨, 천식, 고
혈압, 당뇨병 등 다양한 만성질환을 치료할 수 있는 범위까지 확장되고 있다.

(출처 : '말로 하는 시대! 내 음파가 전자약을 만든다', 에피게놈 딥러닝 교육원, 2017년 12월 8일)

척추 자극이 뇌파를 발생시켜 뇌 속 전자약이 나오게 하는 과정

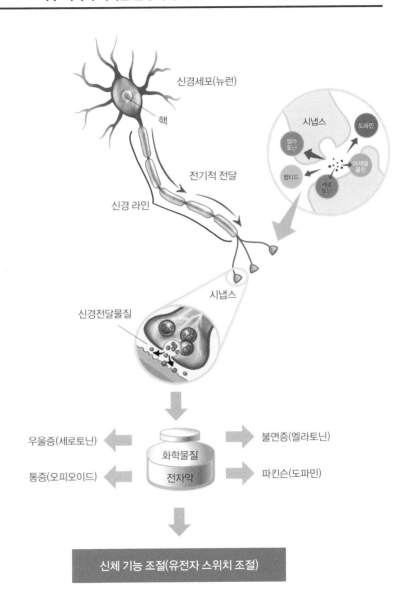

신경세포(뉴런)

핵

시냅스

도파민

멜라토닌

펩티드

아세틸콜린

세로토닌

전기적 전달

신경 라인

시냅스

신경전달물질

우울증(세로토닌)

통증(오피오이드)

화학물질
전자약

불면증(멜라토닌)

파킨슨(도파민)

신체 기능 조절(유전자 스위치 조절)

천 차단할 수 있다.

　전자약은 전기 자극을 통해 신경 신호를 조절해 질병을 진단하거나 치료하는 약물 대체 기술 또는 보완 기술로 정의할 수 있다. 주로 중추신경계인 뇌를 대상으로 전기 자극술이 활용되었으나 최근에는 말초신경계를 자극해 장기를 직접 치료하거나, 말초신경계를 통해 뇌로 자극을 전달해 장기의 운동을 조절하는 형태로 상용화되고 있다. 기존에 정신 질환, 신경 질환 같은 영역에서 사용되었다면 최근에는 신경 자극과 면역 및 대사 기능의 관계를 이용해 비만, 고혈압, 당뇨병, 심혈관 질환, 암까지 치료 범위가 확장되고 있다.

　전자약은 환자의 증상 변화를 실시간으로 감지하고 그에 따라 치료 자극을 달리할 수 있어 개인 맞춤형 치료가 가능하다. 또한 증상에 대한 데이터를 원격으로 모니터링하기에 용이하다. 척추 경혈을 자극해 치료하는 방법도 넓은 의미에서 에너지 치료인 전자약과 같은 범주로 볼 수 있으며, 전자약처럼 개인 맞춤형 진단과 치료가 가능하다.

최첩단 기구를 활용해
'척추 경혈 자극 치료' 연구

　인체에 흐르는 전기적 성질은 한의학에서 말하는 기의 성질과 흡사하다. 이를 이해하기 위해서는 '액정'이라는 말을 이해해야 한다.

우리는 흔히 스마트폰 화면을 '액정'이라고 표현하는데, 액정(Liquid Crystal)은 액체(Liquid)와 결정(Crystal)의 중간 상태에 있는 물질을 말한다. 예를 들어 물질은 보통 기체이거나 액체이거나 고체 상태로 존재하는데 액체처럼 움직일 수 있으면서 동시에 고체와 같은 결정구조도 가지는 것이 액정이다.

에너지의학에서는 체내가 일종의 '액정 상태'를 유지하고 있으며, 이러한 성질로 인해서 인체를 자극하면 에너지가 순환 및 교환되어 결국 질병도 치유될 수 있다고 본다.

액정은 1888년 오스트리아의 식품학자 프리드리히 라이니처(Friedrich Reinitzer)가 식물의 콜레스테롤 성분을 분석하다가 처음 발견했다. 이후 영국의 양자생리학자 호(M. W. Ho)는 "인체 내부는 액정 상태를 유지하고 있으며, 이 상태는 전기가 잘 전달되는 특성이 있다"고 보았다. 이를 '초전도성'이라고 한다. 따라서 액정의 특정 부위를 자극하면 액체적 성질로 인해 자극된 양자에너지가 다른 곳으로 전파되고 기의 순환이 이루어진다. 만약 우리 몸이 기계처럼 딱딱한 고체 상태라면 이러한 전파와 순환은 이루어지지 않을 것이다. 액정의 특성 중 하나인 액체의 성질도 함께 가지고 있기에 에너지의 전파와 순환이 가능한 것이다.

척추 경혈 자극 치료는 이처럼 인체가 액정의 성질을 가졌기에 가능한 치료법이다. 과학자 포프(F. A. Popp)는 '생체광자(Bio-Photon) 가설'을 주장하면서 경혈이라는 국소 부위를 자극하면 그곳에서 일종의 생체광자가 발생한다고 말한다. 이는 양자에너지의 일종으로, 한의학에서 말하는 기와 동일한 것이다. 자극으로 발생된 생체광자는 액정의 성질로 인해 다른 장기로 전달되어 에너지를 보충하거나 막힌 곳을 뚫어준다.

이러한 연구는 해외 과학자들에 의해서만 이뤄진 것은 아니다. 우리나라의 김봉한 박사는 '봉한학설'을 통해 인체에 흐르는 생체전기의 실체를 경락이라 밝혀냈다. 그는 1941년 경성제국대학 의학부를 졸업하고 고려대학교 의과대학의 전신인 경성여자의과전문대학에서 강의를 하던 중 한국전쟁 때 납북 혹은 월북한 사람이다. 그는 이미 학창 시절에 물리학, 수학, 생물학 등 여러 학문에 통달했던 것으로 알려졌다. 이후 북한에서 연구에 몰두하다가 어떤 이유에서인지 모르게 사라져버렸고, 북한에서도 더는 봉한학설을 언급하지 않았다. 그가 사라진 이유에는 여러 복잡한 정치적 배경이 있는 것으로 알려져 있지만 확실하게 밝혀진 것은 없다.

그는 한때 뛰어난 연구 내용을 발표해 서양의학계를 발칵 뒤집어놓았는데, 그것이 봉한학설이다. 봉한학설에서 가장 중요한 부분은 기와 경락, 경혈의 실체를 밝힌 것과, 서양의학에서 생명의 기초 단위로 여기는 세포에 대해 전혀 다른 견해를 제시했다는 점이다. 특히 그는 연구할 때 당시로서는 최첨단 장비였던 방사성동위원소 추적 장치, 분광분석기, 전자현미경을 사용했다. 그 결과 혈관이나 임파선과는 또 다른 제3의 길이 인체에 있다는 사실을 밝혀냈고, 그 길을 '경락'이라고 불렀다.

봉한학설에 의하면, 경락은 다른 인체 부위에 비해 전기의 흐름이 강하고 DNA와 RNA 등의 물질로 채워져 있다. 또한 인체 표면에만 있지 않고 체내 각 기관이나 중추신경계, 혈관 등에도 광범위하게 퍼져 있다. 경락에는 생명을 창조하고 성장시키고 활동시키는 특정 액체가 있는데, 이를 '봉한액'이라고 불렀다. 결국 생명의 근본 에너지인 봉한액이 흐르는 길이 경락이다. 또 김봉한 박사는 기를 '고에너지의 화학물질과 전기 또는 전자기'라고 파악했다. 이 전기적 성질은 경락을 따라 흐르며 인체를 방어하는 역할을 하기 때문에 이 부위에 침이나 뜸을 놓거나 자극을 하면 생체전기가 움직여서 그에 해당하는 체내 기관이 활성화되고 질병이 치유된다고 보았다.

결과적으로 체내의 전기적 성질은 기를 의미하며, 이 에너지가 우리 몸속을 흐르면서 활력을 유지하고 건강을 지켜준다.

에너지 순환 장애와
냉증, 그리고 척추

　인체는 보일러와 같다. 보일러에 기름이나 가스와 같은 땔감을 지속적으로 공급해 물을 덥히면 그 물이 보일러 파이프를 따라 순환하면서 집 안을 따뜻하게 만들듯, 우리 몸은 섭취한 음식물과 산소로 에너지를 만들고 혈액을 온몸으로 순환시킨다. 혈액 순환이란 인체의 에너지 순환이 이뤄지는 과정을 말한다. 혈액 순환을 통해 세포의 탄생과 사멸, 체내 독성 배출, 소화와 배설 등이 이뤄진다.

　체내에서 에너지 순환이 제대로 되지 않을 때 나타나는 대표적인 증상이 '냉증'이다. 흔히 손발이 찬 수족냉증이 많이 알려져 있지만, 다른 부위에도 냉증은 얼마든지 생길 수 있다. 냉증은 에너지 순환을 개선해 치료할 수 있지만, 냉증을 방치하면 에너지 순환 문제가 누적되어 결국 만병의 근원이 된다.

염증도
에너지 순환 문제

냉증을 일으키는 가장 큰 원인은 스트레스다. 혈액 순환과 에너지 순환을 방해하기 때문이다. 일단 스트레스 상태가 되면 기혈의 흐름에 장애가 생겨서 원래 따뜻해야 할 곳이 차가워지고, 차야 할 곳이 따뜻해지는 불균형 상태가 된다. 이런 스트레스 상태가 지속되면 인체는 산성화되고 몸속에 염증이 발생한다. 다만 이때의 염증은 손상된 조직을 복구하고 해로운 자극을 체내에서 없애기 위한 면역력 반응이다. 이러한 면역치료 과정은 통증, 가려움, 발진 등을 동반한다.

문제는 만성 염증이다. 이는 인체가 면역치료를 할 수 있는 한계를 넘어섰을 때 발생한다. 류머티즘, 크론병, 암, 자가면역질환, 수족냉증, 하복냉증을 일으킨다. 매해 10만 명에 가까운 사람들이 수족냉증, 하복냉증으로 병원을 찾는다고 하니 얼마나 많은 사람이 에너지 순환 문제로 고생하는지를 짐작할 수 있다.

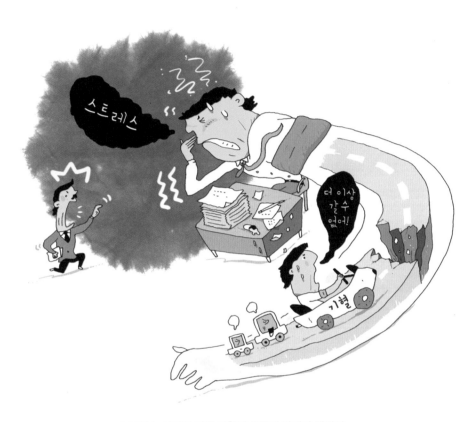

스트레스 상태가 되면 기혈의 흐름에 장애가 생겨서
원래 따뜻해야 할 곳이 차가워지고,
차야 할 곳이 따뜻해지는 불균형 상태가 된다.

이런 냉증은 단순히 차가운 부위에 열을 가한다고 해서 해결되지 않는다. 설사 찜질방에 가서 몸을 덥혀도 순간일 뿐, 인체의 근본적인 에너지 순환이 해결되지 않으면 별 소용이 없다.

특히 수족냉증은 손발만 차가운 것으로 끝나지 않고 여러 가지 질병을 동시에 부른다. 두통, 무기력감, 근육통, 소화불량, 복통, 설사, 생리불순, 말초신경염, 갑상샘기능저하증 등 다양하다. 어떻게 보면 이렇게 많은 질병이 동시에 오는 것은 이상한 일이 아니다. 온몸에 에너지가 원활히 순환되어야 건강한 상태가 유지되는데, 어느 한 부분에서 순환되지 않으니 건강할 리가 없다.

자율신경계를 위협하는
척추 질환

이러한 에너지 순환 장애는 척추와도 관련이 깊다. 각종 척추 질환이 생기면 허리, 다리, 무릎, 종아리 등이 저리거나 아프다. 이때 말초혈관이 수축되어 혈액 순환이 원활하지 않으면 손과 발이 차가워지고 찌릿찌릿한 감각의 이상도 함께 생긴다.

척추 문제로 인한 에너지 순환 장애는 자율신경계의 균형까지 위협한다. 자세가 구부정하면서 거북목이거나 척추가 굽어 있으면 우리 몸의 자율신경계가 잘 작동하지 않는다. 앞에서 척추는 자율신경계를 조절한다고 했는데, 척추가 제대로 펴 있지 않으니 제대로 작동할 수 없는 것이다. 그렇게 되면 호흡이 얕아지고, 위기의 순간에 대처하는 교감신경이 계속 항진돼 있는 상태가 된다. 한마디로 몸 자체가 초긴장 상태가 되어 자율신경계의 균형과 조화가 깨지고 만다.

침 시술이 만들어내는
에너지 순환의 효과

침 시술은 우리나라 사람들에게 익숙한 치료법이다. 서양의학에서는 볼 수 없지만, 특화된 전문 분야이기에 특정 질병이 생기면 침을 맞으러 가는 사람들이 점점 늘어나고 있다. 다리를 삐끗했을 때, 구안와사가 왔을 때, 허리 통증이 있을 때는 물론이고 고혈압, 당뇨병, 치매, 암 등을 치료받기 위해서도 침 시술을 받는다.

그런데 침 시술은 어떤 원리로 이런 질병들을 다스리는 것일까? 학계에서도 침 시술의 원리에 대해서는 의견이 다양하지만, 그 효과만큼은 미국 국립보건원(NIH)에서도 확실하게 인정했다. 에너지의학의 관점에서도 침 시술은 우리 몸을 정상화하는 데 효과가 탁월한 치료법이다.

미국 국립보건원도
인정한 침 시술

　침 시술의 기원은 구석기 시대로 올라간다. 당시에는 안락한 집도 없고 몸을 보호할 수 있는 튼튼한 장비도 없었기 때문에 사냥할 때는 물론이고 일상에서 다쳐서 상처가 생기고 고름이 맺히는 일이 비일비재했다. 이때 돌을 갈아서 송곳 모양으로 만든 뒤 피부를 자극하거나 찔러서 고름을 짜내곤 했는데, 그때 쓰인 돌을 '폄석(砭石)'이라고 부른다. 이후 청동기 시대에는 금속을 제련할 수 있었기에 침을 가늘게 만들어 좀 더 유용하게 활용했을 것으로 보인다.

　《황제내경》의 〈소문〉 '이법방의론' 편에도 침 시술에 관한 기록이 있다.

　　남방은 날씨가 따뜻해 만물이 잘 자라며 많은 저습지가 있어 안개와 이슬이 많은 곳이다. 그곳에 사는 사람들은 신 과일과 발효된 음식을 좋아해서 피부가 곱고 붉다. 또한 저려오는 병이 많은데, 그 치료는 마땅히 미침(쇠로 만든 가는 침)으로 해야 한다.

　중국에서는 약 5,000년간 침 시술이 활용되어왔다. 이렇듯 역사가 오래된 침 시술은 수천 년간 발전을 거듭해왔으며, 그 결과 현대에 들어서 공식적으로 확실하게 인정받고 있다.

침 시술이 서양에 알려진 시기는 1970년대 이후이다. 그때부터 침 시술에 대한 연구가 꾸준히 이어져왔고, 그 결과 미국의 여러 공식적인 기구에서 인정하기에 이르렀다. 미국 국립보건원은 미국 보건복지부의 산하기관으로서 그 권위를 인정받고 있는 국립 의학 연구기관이다. 이곳에서는 1997년 침 시술 효과에 대해서 이렇게 공표했다.

수술 후 화학요법에 따른 구역, 구토, 수술 후 통증 등을 억제하는 데 효능이 있다. 또 약물중독, 뇌졸중, 두통, 월경 시 경련, 섬유근육통, 관절염, 요통, 천식, 불안·공포, 불면증의 대체 치료법으로 유용하다.

세계보건기구(WHO)에서도 침 시술의 질병 치료 효과에 대해 공식적으로 인정했으며, 침을 정식 의료기구로 분류하고 있다. 더 나아가 다수의 질병에 대한 예방 치료도 가능하다고 설명한다. 미국 식품의약청(FDA) 역시 1997년 침 시술의 치료 효과를 인정했다.

침 시술이 우리 몸에 미치는 궁극적인 효과는 자율신경계 조절, 면역 기능 강화, 내분비 조절, 진통 및 염증 억제 등이다. 이러한 침 시술의 치료 효과는, 가는 침이 신경을 자극해서 특정 부위의 변화와 호르몬의 변화를 유도하고, 뇌신경을 자극해 특정 효과를 만들어내고, 경혈 부위를 자극해 막혀 있던 기혈을 순환시키면서 생긴다.

PART 3

척추 경혈을 잘 자극하면 온몸의 에너지가 순환한다

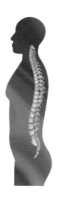

척추 경혈은 인체의 에너지 순환을 통제하는 핵심 부위이다. 척추 속 척수에서 뻗어 나온 신경들이 온몸으로 연결되어서 뇌와의 소통을 원활하게 한다. 따라서 척추 경혈을 잘 자극하면 에너지 순환이 원활해져 건강을 지킬 수 있다. 그러나 잘못된 생활습관이 계속 척추에 무리를 주고, 여기에 노화까지 겹치면 척추는 빠르게 퇴행하고 만다. 이런 사태를 막으려면 평소에 꾸준히 척추 경혈을 자극해야 한다. 다양한 기구를 활용해서 척추 건강은 물론 몸과 마음의 건강까지 지킬 수 있다.

에너지 순환이 막혔을 때
우리 몸에 생기는 일들

우리는 흔히 자신이 느끼는 증상을 설명할 때 "나는 피부에 아토피가 있어", "나는 위염이 있어", "나는 허리 통증이 있어"라며 '병명'을 언급한다. 이렇게 말하는 이유는 질병이라는 것을 특정 부위 혹은 특정 장기에 한정시키기 때문이다. 우리 몸은 하나라 모든 질병이 서로 연결되어 있는데도 말이다.

대체로 질병은 부분적 혹은 전적으로 에너지의 문제라는 사실이 점차 밝혀지고 있다. 따라서 에너지 순환의 문제를 해결하지 않으면 질병 치료는 불가능하다. 1967년부터 2014년까지 염증에 관한 연구 논문이 무려 45만 건이나 배출되었는데, 이들의 공통된 주장은 '체내 염증을 해결하려면 에너지 순환의 문제로 접근해야 한다'는 것이다.

두통에서 조현병까지,
모두 에너지 순환의 문제

■ 두통, 변비, 불면증

에너지 순환이 원활하지 않을 때 가장 먼저 생기는 증상은 두통이다. 관자놀이 부위와 풍지혈이 있는 귀 뒤쪽에서 통증이 생긴다. 이 상황은 개울에 고인 물이 썩고 있는 것에 비유할 수 있다.

일반적으로 풍지혈에 통증이 생기는 이유는 극심한 스트레스로 열이 머리로 오르거나, 평소 자세가 좋지 않아 뇌로 가는 혈액의 흐름이 나빠졌기 때문이다. 뒷덜미가 뻐근한 증상도 풍지혈에 문제가 생긴 것으로 볼 수 있다.

뇌의 혈액 순환에 문제가 생겼다는 것은 체내 다른 부위의 혈액 순환에도 문제가 생겼다는 의미이다. 본 한의원을 내원했던 문성태 씨(가명)가 그랬다.

그는 50대 초반까지만 해도 건강했다. 그런데 50대 중반에 접어들면서 서서히 체력이 떨어지더니 아내와 사별하면서 심리적으로 크게 충격을 받았고, 2015년엔 고혈압 진단을 받았다. 일터에서 받는 스트레스가 커서 늘 컨디션이 좋지 않았으며 두통을 달고 살았다. 혈압약을 먹기 시작하면서는 약에만 의존할 수 없다는 생각에 음식을 조절하고 운동도 꾸준히 했지만 150mmHg 정도로 안정적이었던 혈압이 2020년 연말부터 180mmHg로 솟구쳤다.

문 씨가 겪은 두통과 고혈압은 에너지 순환이 정체되어서 에너지가 두부(頭部)로 상승하면서 생겼다. 에너지와 함께 기혈이 원활히 순환되면서 생체에너지의 상태가 전체적으로 균형을 이루어야 하는데 그렇지 못하니 **혈관이 압박을 받아 고혈압이 생기고 스트레스가 에너지 순환을 막아서 두통이 생긴 것이다.**

■ 어깨 통증

어깨 통증은 중년 이후에 잦은 질병이다. 특히 양육과 집안일을 동시에 하는 여성들이 어깨 통증을 겪는 일이 흔하다.

전업주부 장지선 씨(가명) 역시 그랬다. 그녀는 결혼 이후 집안일은 기본이고, 생활비를 벌기 위해 식당에서 설거지와 청소를 하고 건물 청소도 했다. 자녀를 출가시킨 이후로는 손녀 양육을 도맡아 해 늘 피곤해했고, 운동은 신경조차 쓰지 못했다. 그러던 어느 날부터 왼쪽 어깨에서 통증이 느껴지기 시작했다. 처음에는 이러다 말겠지 하고 넘길 정도였는데, 어느 순간부터는 팔을 들어 올릴 때마다 통증이 느껴졌다.

어깨 통증은 스트레스를 많이 받고 무리하게 일을 해 인체의 에너지가 균형

을 이루지 못해서 생긴다. 에너지 순환이 원활하면 몸의 긴장이 풀리면서 편안한 상태가 되지만, 반복적인 육체노동으로 어느 한 부위에 가해지는 물리력이 몰리면 에너지 순환이 방해를 받는다.

■ 당뇨병

당뇨병은 '국민 질병'이라고 불리는 대표적인 만성질환이다. 포도당이 에너지로 사용되지 못하고 소변으로 배출되는 질환으로, 췌장에서 인슐린이 제대로 분비되지 않거나 인슐린의 기능이 떨어져서 생긴다. 애초에 우리가 섭취한 포도당은 세포 안으로 들어가야 에너지원으로 사용할 수 있는데 그것이 불가능하니 에너지 순환에 브레이크가 걸리고, 그때부터 살이 빠지고 근육량이 줄어들면서 이유 없이 체중이 감소하고 피곤함과 무기력함을 느끼게 된다.

윤태섭 씨(가명)는 십수 년간 자동차 관련 사업을 해왔다. 그가 몸담은 업계는 경쟁이 치열해서 조금만 방심하면 고객을 빼앗기기 일쑤였다. 그래서 늘 긴장하며 일을 했고, 스트레스도 크게 받았다. 그러던 중 입이 자주 마르는 증상이 생겨서 혹시 당뇨병이 아닐까 하는 의심을 했지만 병원 진료는 받지 않았다. 그러다 2020년 5월경, 갑자기 컨디션이 너무 떨어져 찾은 병원에서 당뇨병 진단을 받았다.

그의 건강이 이렇게 악화된 것은 과도한 스트레스로 에너지 순환이 원활하지 않은 상태였기 때문이다. 일상처럼 반복된 과도한 스트레스와 치열한 경쟁으로 인한 긴장이 그의 몸을 극도로 경직시킨 것이다.

■ 간 기능 이상

간은 인체에서 해독을 담당하는 기관으로, 제대로 활성화되지 않으면 늘 피로감에 시달리고 면역력이 약화되고 만다. 면역은 기본적으로 체내의 독성물질이 원활히 배출되었을 때 유지된다. 만약 간 수치가 높게 나왔다면 이는 건강에 적신호가 켜졌다고 봐야 한다.

외국인인 아노시타 씨(가명)는 5년 전 한국으로 이민을 온 후 생계를 위해 음식점을 운영해왔다. 문화적인 차이도 있고, 음식점 경영이 고되다 보니 늘 스트레스와 피로감에 절어 살았다. 그런데 어느 날 눈이 노란빛을 띠었다. 소화도 잘 안 됐고, 우측 복부에서는 가끔 복통이 느껴졌다. 간에서 에너지 순환이 원활하지 않아 생긴 증상들이었다.

우리 몸의 에너지 순환계는 인체에 가해지는 각종 부담을 장기별로 분담해서 처리하기도 한다. 하지만 특정 장기에 부담이 몰리면 에너지 순환도 막히게 된다.

■ 조현병

2010년부터 2015년까지 조사한 바에 의하면 우리나라의 조현병 환자가 약 44만 명에 이르는 등 조현병 유병률이 꾸준하게 늘고 있다. 일반적으로 조현병은 유전된다는 견해가 많지만, 꼭 그렇지만은 않다. 신경학적으로 선천적인 부분도 있지만 스트레스, 트라우마 등이 결합되고 뇌에서 도파민이 과잉 분비되면서 망상과 환청 등의 증상이 나타난다.

50대 초반의 남성인 전광우 씨(가명)는 평생 이벤트 업계에서 열심히 일해왔다. 그런데 약 10년 전인 40대 초반에 환청이 시작되더니 점점 심해져 시도 때도 없이 환청이 들렸고 일에 집중하기 힘든 상황에 이르렀다. 급기야 2018년에 찾아간 병원에서 '조현병'으로 진단받아 약을 먹기 시작했다. 그래도 증상은 나아지지 않았고, 2019년 5월부터는 공황장애까지 시작됐다.

몸과 마음이 극도로 쇠약해진 전광우 씨는 밤에 잠을 제대로 잘 수 없는 지경에 이르렀다. 잠을 제대로 못 자니 배변 활동에도 이상이 생겨 변비가 생기고, 극도의 피로감 때문에 장시간 일을 하지 못해 결국 경제적인 문제까지 생기고 말았다. 게다가 처방된 약으로는 증상이 호전될 기미가 보이지 않았다.

전광우 씨의 경우 에너지 순환을 원활하게 해주니 환청의 정도와 횟수가 줄어들었다. 물론 배변 활동도 좋아지고 숙면도 할 수 있게 됐다.

조현병은 '선천성 질병' 혹은 '뇌의 문제'로만 볼 것이 아니라 인체의 전반적인 에너지 순환의 문제로도 봐야 한다. 뇌도 인체의 장기 중 하나이니 당연히 에너지 순환의 영향을 받을 수밖에 없다.

인체의 에너지 순환이 원활히 이뤄지려면 어딘가 과도하거나 부족하거나 한쪽으로 치우치지 않도록 주의해야 한다. 잠이 '보약'이라지만 필요 이상으로 많이 자면 오히려 몸에 해롭고, 운동 역시 과도하면 몸에 해가 되는 것처럼 말이다. 긴장하는 것은 건강에 좋지 않지만, 반대로 어떠한 긴장도 없으면 자율신경계의 균형이 깨져 다른 문제가 생긴다. 우리 일상에서 발생하는 모든 일과 행위가 '균형'을 이뤄야 에너지 순환도 원활해진다.

일상을 위협하는
척추 관련 질환

척추는 한번 망가지면 인체 전반에 영향을 끼친다. 걷기가 힘들어져 운동량이 줄고 체력은 떨어지고, 무엇보다 에너지 순환이 지속적으로 막혀서 면역력에도 문제가 생긴다.

허리 통증이 있다고 해서 척추의 문제라고 단정 지을 수는 없다. 실제 허리 통증 환자 중에서 80% 이상은 단순한 요통으로, 생활습관만 바꿔도 금방 낫는다. 척추에 많이 발생하는 질병은 추간판탈출증(디스크), 척추관협착증, 척추전방전위증, 퇴행성척추측만증, 척추염 등이다.

척추 문제로 생긴
질환들

■ 추간판탈출증

만약 허리에만 통증이 있는 것이 아니라 다리까지 저리고 아프다면 '요추추간판탈출증(허리디스크)'을 의심해야 한다. 뼈와 뼈 사이에 있으면서 완충 작용을 하는 추간판이 손상되고 돌출되어서 신경을 누르면 극심한 허리 통증을 비롯해 다리의 감각에도 이상을 일으키기 때문이다. 요추추간판탈출증의 대표적인 증상으로는 허리 통증, 다리 저림과 당

정상적인 추간판과 탈출된 추간판

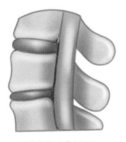 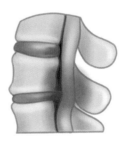

정상적인 추간판   탈출된 추간판

척추뼈 사이에는 '추간판'이라고 하는 말랑말랑한 연골 조직이 있다. 이 조직은 외부의 충격을 흡수해서 척추뼈를 보호하는 역할을 한다. 하지만 충격이나 잘못된 자세가 오래 지속되면 추간판이 밀려서 척수신경을 압박하게 된다. 이것이 요추추간판탈출증(허리디스크)이다.

김, 감각과 근력의 저하로 인한 무감각 또는 움직임 둔화, 열감 등이 있다. 심하면 발등 혹은 발등 바깥측에 감각 이상이 생기고, 근력까지 약해져서 걸을 때 발뒤꿈치를 사용하는 것이 어려워질 수도 있다. 아주 심각한 경우에는 대소변을 볼 때 고통이 느껴지고, 성기능 장애, 하지 마비까지 올 수 있는 심각한 질환이다.

원인은 다양하다. 운동 부족, 과도한 스트레스, 허리에 부담을 주는 자세 등이다.

■ 척추관협착증

신경이 지나가는 자리인 '척추관'이 좁아지면서 생기는 질환이다. 혈관이 좁아지면 혈액이 잘 통하지 않듯이, 척추관이 좁아지면 신경이 압박을 받아 다양한 저림 증상이 나타나고 제대로 걸을 수 없게 된다. 만성요통이 있고, 일정 시간 동안 걷거나 서서 일을 하면 마치 피가 통하지 않는 것과 비슷하게 다리가 저리고 아픈 증상이 생긴다. 이때 잠시 쪼그려 앉거나 쉬면 괜찮아지기 때문에 일상에서 그리 대단한 질병이 아니라고 넘기기 쉽다. 하지만 심해지면 하반신 감각 장애와 운동 장애가 생길 수 있고, 방광에 문제가 생겨 배뇨 장애가 나타날 수 있다.

요추추간판탈출증과 척추관협착증은 통증과 다리 저림이 공통적으로 발생하기 때문에 비슷한 질환으로 생각할 수 있다. 하지만 증상이 명확히 다르다. 척추관협착증은 걸을 때 다리가 저리고 당기다가 앉으면 통

정상적인 척추관과 좁아진 척추관

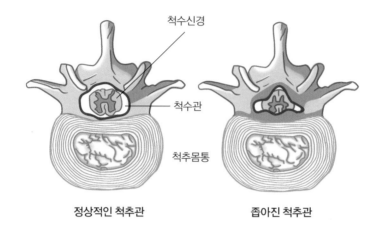

정상적인 척추관   좁아진 척추관

척추관은 머리부터 발끝까지 신경이 지나가는 통로이다. 문제는 노화가 진행
되면서 인대와 관절이 두꺼워지고 척추관이 좁아지면서 신경을 압박해 통증
을 유발한다는 점이다. 이것이 척추관협착증이다.

증이 사라진다. 반면 요추추간판탈출증은 걸을 때는 통증이 별로 없다가 앉으
면 통증이 생기는 경향을 보인다.

■ 척추전방전위증

위에 있는 척추뼈가 아래에 있는 척추뼈보다 앞으로 밀려나온 상태
를 말한다. 근육이 퇴행하거나 갑작스러운 외상에 의해 생길 수 있으
며, 척추의 노화도 하나의 원인이다. 오래 걸으면 다리가 무거워지거나

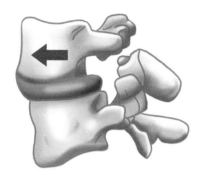

위에 있는 척추뼈가 아래에 있는 척추뼈보다 앞으로 밀려나가며 신경을 손상
시키고, 이로 인해 허리 통증과 다리 저림이 생기는 질환이다. 반면, 위에 있는
척추뼈가 뒤로 밀려 생기는 통증은 척추후방전위증이라고 한다.

저리고 종아리에 극심한 통증이 느껴진다.

이 질환은 척추뼈가 밀려나왔기 때문에 그 뼈를 다시 원위치로 돌려
놓으면 치료가 될 것이라고 생각한다. 그러나 근본 원인은 '척추뼈가 튀
어나온 것'이라기보다 '근육과 인대가 척추뼈를 제대로 잡아주지 못한
것'이다. 따라서 단순히 튀어나온 척추뼈를 다시 밀어넣는다고 해서 근
본적인 치료가 되지 않는다.

■ 퇴행성척추측만증

나이가 들면서 추간판이 변형되거나 퇴행하는 등의 변화가 생길 때

발생하는 질환이다. 특히 허리가 옆으로 기울어진다.

이 질환은 척추뼈 사이에 있는 척추 연골이나 척추 마디의 관절이 닳아서 생기는 경우가 흔하다. 예를 들어, 연골이나 관절의 왼쪽 혹은 오른쪽 부분이 닳아서 척추뼈의 간격이 줄어들고 몸이 기울어진다. 하지만 이 질환은 극심한 통증을 유발하지는 않는다. 따라서 당장 일상생활에 지장은 없지만 나이가 들면서 점점 통증이 커진다. 또한 허리가 기울어지면 신경 다발이 지나가는 통로가 좁아져서 자연스레 협착증이 생기고, 나중에 종아리의 압박감이 심해지고 발바닥 감각이 무뎌지는 증상이 생길 수 있다. 가만히 누워 있으면 통증이 사라지지만 그때뿐이다.

정상적인 척추와 퇴행성측만증으로 변형된 척추

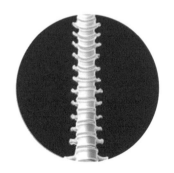
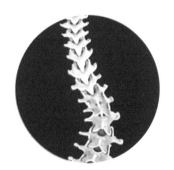

정상적인 척추   퇴행성척추측만증

나이가 들면 척추에 퇴행성 변화가 생기는데, 오른쪽 그림처럼 측면에 변형이 생겼을 때는 퇴행성척추측만증이라고 한다.

■ 척수염

일반인에게는 많이 알려지지 않은 질환이다. 결핵균에 의해서 발생하는 만성 염증성 질환이다. 초기에는 식욕 부진이나 피로감 등 비교적 단순한 증상이 나타나지만, 점점 심해지면 척추가 제대로 움직이지 않아 운동을 할 수 없는 상태에 이르고, 아주 심각한 경우엔 하반신 마비가 올 수도 있다.

약물 치료나 수술은
재발하기 일쑤

이러한 척추 질환이 생기면 사람들은 제일 먼저 약물 치료나 수술을 떠올린다. 한 해 동안 척추 질환으로 진료를 받은 환자는 약 800만 명 이상이고, 치료를 받은 사람은 190만 명, 이 중에서 수술을 한 사람은 16만 명 정도로 알려졌다. 실로 엄청나게 많은 사람이 척추 질환으로 병원을 다니고 있는 것이다.

그런데 약물 치료를 하고 수술을 받으면 척추 질환이 근본적으로 치료될까?

사실 척추 질환이 있을 때 수술을 받거나 약물 치료를 하면 나을 수 있느냐에 대해서는 '무용론'이나 '위험론'이 제기되었다. 척추에는 수많은 신경들이 분포되어 있어 수술이 까다로운 경향이 있기 때문이다. 이런 문제는 매우 논쟁적이고 다양한 방면에서 이슈가 되기 때문에 명쾌하게 결론을 내릴 수 없다.

중요한 것은 그 어떤 질환이든 근본 원인을 치료해야 하고, 부작용이 없어야 한다는 점이다. 그런 관점에서 봤을 때 **수술은 최선의 선택이 아니며, '수술을 하면 다 나을 수 있다'는 희망을 품었다가 나중에 실망하는 경우가 대부분이다.** 이는 암 수술도 마찬가지다. 암을 수술한다고 다 낫는 것이 아니라 암 수술을 한 상당수의 환자들은 오히려 암이 악화되거나 겉으로는 나은 것처럼 보여도 다시 재발하기 일쑤다. 척추 수술도 비슷한 상황인 만큼 척추 질환에 대한 수술 치료는 신중히 접근해야 한다.

척추 경혈 자극으로
얻는 치료 효과

몸에 나타났던 증상들이 치유된다는 사실은 앞에서 살펴본 양자물리학에서 말하는 파동에 근거한다. 파동은 특정 지점에서 시작되어 다른 지점으로 퍼져나가 전체에 영향을 미치는 에너지의 성격을 가지고 있다.

즉 우리가 뼈를 만지면 그 파동이 인체의 다른 부분으로 퍼져나가 좋은 영향을 미치고, 특정 경혈을 자극하면 그와 연결된 부위에 파동이 전달된다. 이는 한의학에서 말하는 '인체의 특정 경혈을 자극하면 질병을 치유할 수 있다'는 치료 원리와 유사하다.

정골 요법 :
틀어진 뼈를 바로잡는다

'뼈의 잘못된 구조를 바로잡거나 특정 부위를 자극하면 에너지 순환이 좋아져서 질병이 치유된다'는 생각은 아주 오래 전부터 전해지고 구체적인 요법으로 정립되었다. 가장 대표적인 것이 정골 요법(整骨療法)이다. 글자 그대로 해석하면 '뼈를 바르게 맞춰 치료하는 방법'이다.

정골 요법에서 파악하는 모든 질병의 근본 원인은 '틀어진 뼈'이며, 손이나 물리적인 기구를 활용해 뼈의 구조를 정상화하면 자연치유력이 극대화된다는 것이 치유의 원리이다. 예를 들어, 목뼈에 이상이 있으면 두통이 생기고, 걸음걸이가 바르지 않으면 목뼈가 틀어지니 걸음걸이를 바르게 하거나 목뼈를 바로잡으면 두통이 사라진다는 것이다.

이 요법은 과거 유럽에서 유래되어 약물 요법이나 수술 없이 질병을 치료할 목적으로 발전되었으나 정식 의학으로 인정받지는 못했다. 그러다 1974년에 미국의 외과 의사 앤드류 타일러 스틸(Andrew Talor Still) 박사가 '자연치유력을 활성화하려면 근육과 골격을 바르게 맞춰야 한다. 그렇게 하면 순환계와 신경계가 유연하게 작동한다'는 내용의 이론을 펼치기 시작했다. 당시 의료계에서는 이 이론에 폭발적인 관심을 보였고 많은 의사가 이 이론을 치료에 도입했지만 곧 사그라들었다. 그 이유는 정골 요법의 치료 효과가 좋지 않았다든가 비과학적이어서가 아니었다. 만약 정골 요법이 대중적으로 확산되면 약물을 복용하지 않고도 질병에서 벗어나는 사람들이 많아질 것이고, 그러면 제약 업계의 수입이 줄어들 가능성이 크기 때문이었다.

그러나 서양의학계와 제약 업계의 속셈에도 불구하고 정골 요법은 영국, 프랑스, 벨기에, 네덜란드, 호주, 캐나다, 뉴질랜드 등지에서 정식 의학으로 채택되었다. 이는 정골 요법이 추구한 '인체 구조의 정상화'가 건강에 중요한 요소였기 때문이다. 인체의 골격계·신경계·소화계 등이 올바로 작동하려면 인체 구조가 정상화되지 않으면 안 된다는 점은 이미 의료계의 상식이었다.

최근에는 만성피로증후군 역시 정골 요법으로 치료하는 방법이 제시되었다. 만성피로를 느끼는 사람들은 습관적으로 숨을 많이 들이마셔서 과잉 호흡이 이뤄질 수 있는데, 이를 치료하기 위해서는 흉추와 갈비뼈의 연결 상태를 바로잡아주면 호전된다는 것이다.

척추 교정 요법 :
근육, 골격, 신경의 상태를 개선한다

뼈를 만져서 에너지 순환과 의학적 치료를 유도하는 두 번째 의학 이론은 '척추 교정 요법'이다. 흔히 '카이로프랙틱(chiropractic)'이라 한다.

이 요법 역시 약물이나 수술이 아닌 근육, 골격, 신경의 상태를 개선함으로써 증상을 치료하는 방법으로 캐나다에서 미국으로 이민을 온 대니얼 팔머(Daniel Palmer)에 의해서 창안되었다. 그는 척추의 에너지(기)가 인체의 모든 조직 및 장기의 에너지(기)와 연결되었다고 보고, 척추를 손으로 누르거나 힘을 가함으로써 질병을 진단하고 치료했다.

전 세계적으로 카이로프랙틱 전문의들이 10만 명 이상 있는 것으로 알려졌으며, 세계보건기구(WHO) 역시 2005년 《카이로프랙틱의 기본교육과 안전에 관한 지침서》를 발간하며 카이로프랙틱을 정식 치료법으로 공식 인정했다.

반사 요법 :
손바닥이나 발바닥의 특정 지점을 자극한다

인류의 기원과 함께 시작된 반사 요법 역시 같은 범주에 있는 치료법이다. 이는 손바닥이나 발바닥의 에너지가 모든 세포와 조직의 에너지와 연결되었다고 보고, 발바닥과 손바닥의 특정 지점을 자극해 질병을 진단하고 치료하는 방법이다.

반사 요법은 그 역사가 길다. 기원전 2330년 고대 이집트의 앙크다호 무덤에 손과 발을 자극하는 벽화가 그려져 있으며, 《황제내경》의 〈소녀〉

편에 실린 '관지법'은 발에 있는 혈자리를 자극해서 체내 장기를 치료하는 방법이다.

우리나라의 옛 문헌에도 반사 요법이 등장한다. 세종대왕은 여러 가지 질병을 앓았던 것으로 유명한데, 그 질병들을 이겨내기 위해 버선 속에 콩을 넣고 다니며 발을 자극해 효과를 봤다는 기록이 있다.

현대 서양의학에서는 미국인 내과 의사인 윌리엄 피츠 제럴드 (William H. Fitzgerald) 박사가 체계화했다. 그는 1913년 발반사구 이론 인 '존 테라피(Zone Theraphy)'를 발표함으로써 발 반사 요법의 과학적인 근거를 마련했다.

한의학의 경혈 자극 :
증상별로 다른 척추 부분을 자극한다

한의학은 보다 근원적으로 질병을 치료한다. 바로 척추의 경락과 경혈을 자극하는 치료법이다. 앞에서도 봤듯이 경락과 경혈은 생체전기가 흐르는 장소이며 기혈의 통로이자 머무는 곳이다. 이 부분을 적절히 자극하면 자연스럽게 증상을 치료할 수 있다.

우선, 척추 상부의 경혈을 자극하면 심폐 기능이 활성화되고 화기(火氣)가 다스려져 몸과 마음이 차분하게 안정된다. 또 불면증이 해소될 뿐만 아니라 호흡도 편안하게 할 수 있다. 다음과 같은 증상들도 개선된다.

- 긴장한 상태로 오래 지내면 어느 순간부터 가슴이 뛰기 시작하고 불안을 느끼는데, 척추 상부의 경혈을 자극하면 이러한 증상이 사라진다.
- 몸에 열이 차오르며 가슴이 답답해지는 증상은 가슴에 뭔가 뭉쳐서 풀어지지 않는 것처럼 느껴진다. 이런 증상이 있으면 밤에 숙면을 취하지 못한다. 척추 상부의 경혈을 제대로 자극하면 이런 증상이 사라진다.
- 무언가 날카로운 것이 심장을 찌르는 듯한 증상은 척추 상부의 경혈을 자극하면 사라진다.
- 여드름, 건망증, 히스테리, 정신착란, 창백하고 어두운 얼굴에서 벗어날 수 있다.
- 기침과 가래, 기관지염, 구토, 현기증이 현저하게 개선된다.
- 모발이 푸석푸석해지고 메마르거나 거친 증상, 피부가 건조해지는 증상이 개선된다.

척추 중부의 경혈을 자극하면 식적이나 소화기관의 문제들이 해결된다.

- 소화기관의 막힌 곳을 뚫어주어 소화 기능이 향상된다. 위가 잘

움직인다는 느낌을 받게 되고 위와 장의 순환이 좋아지면서 속이 편안해진다. 그 영향으로 소화불량, 간염, 위염, 담낭염 치료에 도움이 된다. 옆구리 쪽의 통증인 협통을 줄여주고 헛배 부름, 배가 더부룩한 증상, 설사, 입이 쓴 증상, 식욕 부진, 위통을 개선한다.

- 머리와 눈이 맑아지고 황달 증상이 줄어든다. 야맹증, 근시, 사시 완화에 도움이 된다.
- 소화기관 내 출혈로 인해 피를 게우는 토혈, 코피, 생리불순, 안구 충혈을 개선한다.
- 기미, 주근깨, 여드름, 현기증, 얼굴 부기가 완화된다.

척추 하부의 경혈을 자극하면 신장과 대장의 기능이 활성화되어 전반적으로 신진대사가 활성화된다.

- 신진대사가 좋아져 피로가 빨리 풀리고, 얼굴에 윤기가 나고, 눈과 귀도 밝아진다.
- 요통, 좌골 신경통, 요부 염좌가 개선되고 대변이나 소변의 배출이 수월해진다.
- 남성은 발기력이, 여성은 신장염, 방광염, 야뇨증, 생리불순이 호전되고 탈모, 청력 감퇴, 이명증이 개선된다.

한 가지 염두에 둬야 할 것이 있다. 사람에 따라서 아픈 부위가 더 아프거나, 몸이 무겁고 피로한 증상을 더 느낄 수 있다는 점이다. 하지만 이것은 일시적인 증상일 뿐 시간이 지나면 사라져서 예전보다 훨씬 가볍고 활력이 넘치는 생활을 하게 될 것이다.

질환별
척추 경혈 자극법

    우리는 살아가면서 크고 작은 질병에 시달리는데, 그에 상응하는 척추 경혈을 적절하게 자극하면 증상이 호전되는 등 도움을 받을 수 있다. 이때 질병과 직접적으로 연관 있는 경혈을 자극하는 것이 중요하다. 예컨대 특정 질병이 척추 상부의 경혈에 의해 발생했는데 상부와 관련이 없는 중부나 하부의 경혈을 자극하면 치료 효과를 보기 힘들기 때문이다. 그렇다면 고혈압, 불면증, 조현병, 당뇨병과 같은 질병을 비롯해 각종 통증은 척추의 어떤 경혈을 자극해야 좋을까? 치료 효과를 볼 수 있는 가장 간단한 방법은 질병의 원인을 찾은 뒤에 그 원인과 관련 있는 척추 경혈을 자극하는 것이다.

질병의 원인은 크게 육체적 과로, 정신적 스트레스, 몸에 나쁜 음식으로 나눌 수 있다. 육체적 과로가 원인이라면 척추 하부의 경혈을 자극하고, 음식이 원인이라면 중부의 경혈을 자극하고, 정신적 스트레스가 원인이라면 상부의 경혈을 자극함으로써 도움을 받을 수 있다. 이러한 큰 틀 안에서 질병별로 치료에 도움이 되는 척추 경혈을 알아보자.

고혈압, 불면증, 조현병, 어깨 통증 : 척추 상부의 경혈을 자극

고혈압이라면 척추 상부의 경혈을 자극해야 한다. 고혈압 환자들은 처음 자극할 때부터 이곳에서 가장 큰 통증을 느낀다. 주 2회 정도 자극하면 통증이 줄고, 2개월 후에는 혈압도 안정된다.

잠을 잘 못 자는 불면증도 척추 상부의 경혈을 자극하면 호전될 수 있다. 환청이 들리는 조현병 역시 척추 상부의 경혈을 자극한다. 대체적으로 2~3개월이면 숙면이 가능해지고 환청의 정도도 현저하게 줄어든다.

어깨 통증은 책상에 오래 앉아 있거나 심한 육체 활동을 하는 사람들을 괴롭히는 증상이다. 역시 척추 상부의 경혈을 자극하면 통증이 전반적으로 호전되고, 빠르면 2개월 정도에 기존의 100의 통증에서 20 정

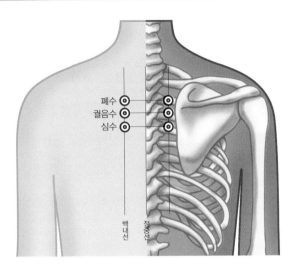

폐수는 흉추 3번, 궐음수는 흉추 4번, 심수는 흉추 5번에 위치한다.

도의 통증으로 낮아진다.

■ 척추 상부의 경혈을 자극한 후의 효과

척추 상부의 경혈을 자극하면 심신이 안정되고, 심장과 폐 질환의 치료에 효과적이다. 또 가슴 두근거림, 불면증, 피부 질환, 기관지 관련 증상을 완화할 수 있다.

높은 간 수치, 당뇨병, 식체 :
척추 중부의 경혈을 자극

간 수치가 높을 때는 척추 중부의 경혈을 자극해야 한다. 간 수치가 높은 사람은 대체로 피로감이 크고 소화도 잘되지 않는 경향이 있다. 이럴 때 척추 중부의 경혈을 자극해주면 상당히 호전될 수 있다.

관리하지 않으면 합병증의 위험성이 큰 당뇨병도 척추 중부의 경혈을 자극한다. 다만 당뇨병은 먹는 음식과 밀접한 관련이 있기 때문에 적절한 식이요법을 병행해야 하고, 운동 역시 규칙적으로 해주어야 한다. 대

척추 중부에 있는 경혈들

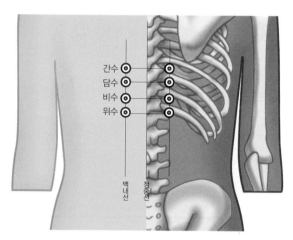

간수는 흉추 9번, 담수는 흉추 10번, 비수는 흉추 11번, 위수는 흉추 12번에 위치한다.

체로 1개월 정도 자극하면 공복 혈당이 정상화되고 체온도 다소 올라가 면역력 강화에 도움이 된다.

음식을 먹고 체하는 증상인 식체 역시 위장의 기능을 담당하는 척추 중부의 경혈을 자극한다. 식체는 위장의 기운이 약해져 생기는 증상이기 때문에 경혈을 자극하는 것만으로도 상당히 호전될 수 있다. 죽을 만큼 아픈 100의 통증도 약 3개월 정도 관련 경혈을 자극하면 10 정도의 통증으로 줄어들 수 있다.

■ 척추 중부의 경혈을 자극한 후의 효과

척추 중부의 경혈을 자극하면 음식 섭취와 관련된 각종 문제와 눈, 간, 쓸개, 비장, 위 관련 질환을 치료하는 데 효과가 있다.

갱년기 증상, 생리통, 허리 통증, 무릎 통증 : 척추 하부의 경혈을 자극

나이가 들면 자연스럽게 생기는 갱년기 증상은 척추 하부의 경혈을 자극하면 좋다. 1개월 정도면 갑자기 땀이 나는 증상이 줄어들고 안면 홍조의 빈도도 점차 줄어든다. 매달 여성을 괴롭히는 생리통에도 척추 하부의 경혈을 자극하는 것이 도움이 된다. 여기에 적절한 음식 섭취와

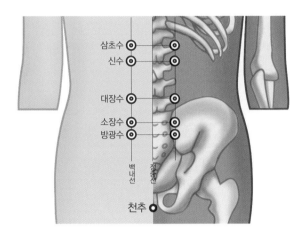

삼초수는 요추 1번, 신수는 요추 2번, 대장수는 요추 5번, 소장수는 천추 1번, 방광수는 천추 2번에 위치한다.

운동을 병행하면 통증을 좀 더 빨리 완화할 수 있다. 3개월에서 6개월 정도면 통증 자체가 줄어든다.

허리 통증이나 하지 통증 역시 척추 하부의 경혈을 자극해야 한다. 꾸준하게 3개월 정도 자극하면 전반적인 통증이 거의 사라지고, 무릎 통증도 상당히 호전된다.

■ 척추 하부의 경혈을 자극한 후 효과

척추 하부의 경혈을 자극하면 신장, 대장, 소장, 방광, 허리, 귀, 월경과 관련된 증상이 좋아진다.

제대로 된
척추 경혈 자극법

　시중에는 다양한 척추 경혈 자극용 제품들이 나와 있으며, 최근에는 주로 침대나 의자 등이 판매되고 있다. 물론 각 제품마다 심혈을 기울여 만들었겠지만 제품마다의 장점과 단점이 있다.

　척추 경혈 자극에 있어서 **무엇보다 중요한 것은 척추 경혈의 특성과 에너지(기)의 흐름이다. 즉 척추 경혈을 자극할 때 에너지의 오름과 내림, 에너지의 정방향과 역방향 등 운동성이 반영되어야 한다**(148~150쪽 참조). 음식 하나를 만들어도 식재료의 특성에 따라 식재료를 넣는 순서, 온도 조절, 조리 시간이 다르고, 식재료의 특성에 맞는 정확한 레시피를 구현해야 건강에 좋은 최고의 음식이 되듯 척추 경혈 자극 역시 에너지의 흐름을 반영해서 왜 자극을 상(上)에서 하(下)로 주는지, 좌(左)에서 우(右)로 주는지를 따지고, 자극의 강도와 시간, 온도를 정해야 한다. 이러한 요소들이 잘 반영되어야 최고의 효과를 내는 척추 경혈 자극 치료가 될 수 있다.

척추 경혈 자극 시
꼭 반영되어야 할 승강·출입 운동

에너지는 우주의 천체 운동이 만들어낸다. 따라서 천체 운동이 계속되는 한 대자연이 가진 에너지 역시 지속된다. 《황제내경》의 〈소문〉 '오운행대론' 편에는 이렇게 서술되어 있다.

천지 운동의 변화 작용은 하늘에서는 높게 매달린 별이 되고 땅에서는 만물의 형태로 표현된다. 일·월·금·목·수·화·토의 칠성(七星)은 하늘에 늘어져 운행되고 오행의 기는 땅에 붙어 있다.

여기서 말하는 '운동'이란 물체가 시간의 경과에 따라 그 존재를 변화하고 발전시키는 현상을 말한다. 인간 역시 끊임없이 운동하며 외부 환경과 교류를 한다. 운동은 생명 유지의 기본이며, 기혈의 승강·출입 운동이 잘되어야 건강하다. 척추 경혈 자극으로 기혈의 '승강과 출입 운동'이 잘되게 해야 한다.

■ 자연과 인간의 운동 원리에 맞게 척추 경혈을 자극해야

에너지는 때로는 상하로, 때로는 좌우로 흐른다. 한의학에서는 기혈이 상하로 흐르는 에너지 운동을 '승강(升降) 운동'이라 하고, 기혈이 좌우로 흐르는 에너지 운동을 '출입(出入) 운동'이라고 한다. 이 두 가지 운동이 없으면 사물은 물론이고 인간도 존재하기가 힘들다. 《황제내경》의 〈소문〉 '오운행대론' 편에서 말하는 승강·출입 운동의 내용을 정리하면 이러하다.

- 승강·출입이 없는 사물이란 없다. 출입하지 않은 것이란 없고, 승강하지 않는 것이란 없다.
- 출입이 없어지면 신기(神機)가 소멸하고, 승강이 그치면 기립(氣立)이 위태롭다.
- 출입이 없으면 탄생(生)·성장(長)·결실(壯)·노쇠(老)·소멸(已)이 없고, 승강이 없으면 발생(生)·성장(長)·변화(化)·수렴(收)·폐장(藏)이 없다.

'두한족열(頭寒足熱)'이라는 말을 들어봤을 것이다. 여기에도 기혈의 승강·출입 운동이 존재한다. 요약하면 아래와 같다.

세상에는 따뜻한 기운과 차가운 기운이 존재한다. 따뜻한 기운은 올라가고 차가운 기운은 내려가는데, 두 기운의 차이에 의해 봄·여

름·가을·겨울이라는 사계절이 생긴다. 천지 사이에 사는 인간이 건강
하려면 발이 따뜻하고 머리는 차가운 두한족열을 유지해야 하며, 차
가운 기운과 따뜻한 기운의 순환이 잘되려면 찬 기운이 올라가고 따
뜻한 기운이 내려가는 순환이 잘 이루어져야 한다.

인체 기혈의 승강·출입 운동은 척추 경혈이 주관한다. 척추 경혈은
상부에 3개, 중부에 4개, 하부에 5개 등 총 12개의 경혈로 구성되어 있
다. 각 부위별로 기운의 운동 방향이 다르다. 즉 척추 상부 경혈의 기운
은 하강하고, 하부 경혈의 기운은 상승하고, 중부 경혈의 기운은 상승
과 하강을 같이 한다.

- 척추 상부의 경혈인 폐수, 궐음수(심포수), 심수의 기운은 하강하고,
- 척추 중부의 경혈인 간수, 비수의 기운은 상승하고 담수, 위수의 기운
  은 하강하고,
- 척추 하부의 경혈인 삼초수, 신수, 대장수, 소장수, 방광수의 기운은 상
  승한다.

척추 경혈의 승강·출입 운동은 체내 장기와 경락의 중요한 운동 형태이면
서 인체 생명활동의 기본 조건이다.

치료기의 핵심은 에너지 순환의 원리를 잘 구현하는 것

현재 시중에는 척추를 진단하고 치료하는 기기들이 판매되고 있다. 하지만 이러한 기기들 대부분은 척추 경혈 자극의 원리를 구현하지 못해 정확한 치료를 하지 못하고 있다.

척추 경혈과 경락을 자극할 때는 ●곡선으로 ●몸의 상태에 따라(척추 상부-중부-하부로 자극하든가, 하부-중부-상부로 자극하든가) ●아픈 부분을 찾아서 맞춤형으로 집중적으로 자극해야 한다. 심한 경우는 전문가의 자문을 받아야 한다. 만약 이런 특성이 반영되지 않은 채 자극만 하면 치료 효과가 떨어지거나 몸이 더 나빠지거나 질병이 더 악화될 수 있다.

척추 경혈을 자극하는 방식은 크게 두 가지이다. 하나는 '점 자극 방식'으로, 개별적으로 움직이는 수십여 개의 핀이 인체의 특정 경혈을 집중적으로 콕콕 자극한다. 또 하나는 '곡선 자극 방식'으로, 핀이 아닌 봉으로 전체를 부드럽게 곡선으로 척추 경혈을 자극한다.

핀으로 자극하느냐, 봉으로 자극하느냐는 약간의 차이가 있다. 핀으로 자극하는 방식은 체내 장기를 튼튼하게 하는 경혈을 자극하는 효과가 있으며, 봉으로 자극하는 방식은 온몸의 기혈 흐름을 개선하는 경락을 자극하는 효과가 있다. 중요한 점은 체내 장기를 튼튼하게 하는 핀 자극과 기혈 흐름을 개선하는 봉 자극을 동시에 해야 그 효과가 극대화된다는 점

이다. 이는 마치 유산소운동과 무산소운동을 균형 있게 해야 다이어트
는 물론 건강에 도움이 되는 것과 같은 원리이다.

따라서 핀이 올라와서 경혈점인 혈자리를 자극하고, 봉이 곡선으로 운동
하면서 경락을 자극하고, 가장 중요한 것은 아픈 곳(통처, 아시혈)을 집중적으로
자극해서 풀어주어야 한다는 것이다. 경혈 자극은 내부 장기와 상응하는
곳의 통증을 해소해 체내 장기를 개선하고, 경락 자극은 경락이 흘러가
는 선을 개선해 온몸의 기혈 흐름을 개선한다. 질병이 만성화되면 특정
부위에 통증 유발점인 통처(상처나 질병으로 아픈 곳)나 경결점(질병 상태에
서 나타나는 반응점)이 생기는데, 이것을 집중적으로 자극해서 해소해야
지병이나 만성질환도 개선될 수 있다.

척추 경혈 치료기에 누운 환자는 아래 그림처럼 각 부위에 자극을

척추 경혈 치료기의 인체 자극 부위(위에서 본 모습)

받을 수 있다. 척추는 상부, 중부, 하부에 따라 연결된 장기가 다르고, 척추 경혈 역시 각각 다른 역할이 있다. 척추 상부의 경혈을 자극하면 폐와 심포, 심장의 기능이 활성화되고, 척추 중부의 경혈을 자극하면 간, 쓸개, 비장, 위장의 기능이 활성화되고, 척추 하부의 경혈을 자극하면 삼초, 신장, 대장, 소장, 방광의 기능이 활성화된다.

척추의 상부, 중부, 하부는 척추뼈와 근육의 크기가 다르고 인체에서의 역할과 기능이 다르므로 척추 경혈 자극 시 상부, 중부, 하부의 자극 강도와 자극 온도, 자극 시간을 달리해야 한다.

척추 상부의 경혈인 폐수, 궐음수, 심수는 약한 온도와 약한 강도로 자극해야 한다. 척추 중부의 경혈인 간수, 담수, 비수, 위수는 중간 온도와 중간 강도로 자극해야 한다. 이때 자극 시간은 상부 경혈 자극의 1.5배 정도로 하면 된다. 척추 하부의 경혈인 삼초수, 신수, 대장수, 소장수, 방광수는 강한 온도와 강한 강도로 자극해야 하며, 자극 시간은

척추 경혈 치료기의 인체 자극 부위(옆에서 본 모습)

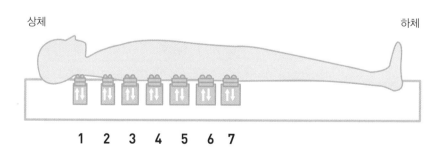

상체　　　　　　　　　　　　　　　　　　　　　　　　하체

1　2　3　4　5　6　7

상부 경혈 자극의 2배로 하면 된다. 더 나아가 온몸의 기혈 순환을 극대화하기 위해 허벅지와 종아리도 자극하면 좋다.

또 척추는 제1선, 제2선, 제3선으로 나뉘는데 자극하는 부위에 따라 치료되는 증상도 달라진다. 척추 제1선은 척추뼈에서 양측으로 1.5cm 되는 부위로, 체내 염증이나 급성질환이 생겼을 때 자극하면 유용하다. 척추 제2선은 척추뼈에서 양측으로 4.5cm 되는 부위로, 잘 자극하면 오장육부의 질병을 치료할 수 있다. 척추 제3선은 척추뼈에서 양측으로 9cm 되는 부위로, 잘 자극하면 만성질환과 정신적 증상을 치료하는 데 도움이 된다.

치료기가 없다면
작은 공이나 대나무로

치료기를 통해 척추 경혈을 자극할 수도 있지만, 치료기가 없어도 척추 경혈을 자극할 수 있다. 방법은 테니스 공과 같은 부드러운 공과 딱딱한 야구공 두 개를 준비하면 된다. 처음에는 부드러운 테니스 공으로 자극하다가, 척추가 어느 정도 적응했다 싶으면 딱딱한 야구공을 활용할 수 있다. 가족이 해주어도 되고, 드러누운 상태에서 공을 바닥에 놓은 뒤 몸을 움직여가며 자극하면 된다.

둥근 대나무를 등에 대고 자극해도 효과가 좋다.

척추 제1선

척추뼈에서 양측으로 1.5cm 되는 부위로, 체내 염증이나 급성질환 치료 시 자극하면 좋다.

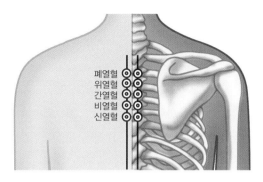

척추 제2선

척추뼈에서 양측으로 4.5cm 되는 부위로, 오장육부의 질병 치료 시 자극하면 좋다.

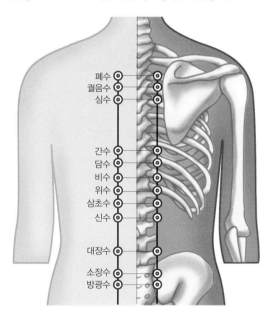

척추뼈에서 양측으로 9cm 되는 부위로, 만성질환이나 정신적 증상 치료 시 자극하면 좋다.

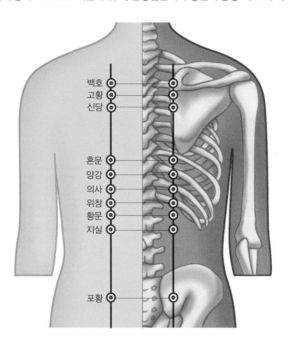

관절염도 고치는
척추 경혈 자극 치료

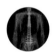

척추는 나이가 들수록 약해지고, 동시에 관절도 노쇠한다. 관절염은 주로 노인에게 발생하지만, 젊은 층이라고 해서 안심해서는 안 된다. 아무래도 비만과 잦은 스포츠 활동, 공부나 업무로 오랜 시간 동안 한 자세를 유지하는 습관에 의해 관절에 무리가 가고, 인스턴트식품 중심의 식생활도 관절 건강을 위협한다. 실제로 젊은 층에서 관절을 보호하는 연골이 손상되고 뼈와 인대의 각종 조직이 손상되는 퇴행성관절염의 환자 수가 상당하다.

2019년에 퇴행성관절염으로 진료받은 환자는 무려 297만 명에 육박한다. 우리 몸에는 무려 100여 개에 달하는 관절이 있다. 퇴행성관절염을 예방 및 치료하고 건강한 관절들의 상태를 유지하고 관리하기 위해서라도 척추 경혈 자극을 생활화해야 한다.

육체노동자, 운동선수 등
주의해야

관절염은 기혈 순환이 원활하지 않아서 생기기 때문에 아프고 붓고 저리는 증상을 동반하는 경우가 많다. 실제 관절염 환자들은 통증·쑤심·욱신거림 등의 증상을 호소한다. 이러한 증상들은 냉증·한증·어혈 등이 원인으로, 체내의 기혈 순환이 잘되지 않아서 발생한다.

관절염은 증상에 따라 세 가지로 나뉘는데, **통증 부위가 여기저기 옮겨다니는 행비(行痺), 일정한 곳이 아픈데 따뜻한 환경에서는 증상이 좋아지는 통비(痛痺), 날씨가 흐리면 더 아픈 착비(着痺)로 분류한다.**

- **행비(行痺)** : 육체를 과하게 쓰는 노동자에게 생길 수 있고, 비만인 사람에게도 나타난다. 특정한 곳만 저리고 쑤시는 것이 아니라 증상이 인체 여러 곳으로 옮겨 다닌다. 때로는 식은땀을 흘리거나, 손가락 또는 무릎관절이 붓기도 한다.
- **통비(痛痺)** : 차가운 곳에서 통증이 더 심해지고, 따뜻한 곳에 가면

다소 완화된다. 통증 부위는 정해져 있으며, 극심한 통증은 물론 마비된 듯한 느낌까지 든다.

● **착비(着痺)** : 날씨가 흐리면 저리고 시린 증상이 더 심해진다. 습한 곳에 살거나 물속에서 노동을 하는 사람들에게 주로 생긴다.

위의 세 가지 공통된 증상의 원인은 찬바람, 찬 기운, 습기이다. 이 세 가지 원인이 개별적으로 작용하거나 함께 작용해 관절과 근육의 기혈 순환을 방해하고, 심하면 피를 탁하게 하고, 관절의 움직임을 부자연스럽게 만든다.

과로나 스트레스 역시 원인이다. 몸이 피곤하고 스트레스가 심하면 오장육부의 온도 상승으로 피가 말라 부족해지기 때문에 골수와 연골이 쉽게 망가진다. 간과 신장 기능이 저하되어도 골수와 연골이 망가진다. 간과 신장은 인체 하부의 에너지를 다스리는데, 이 부분에 문제가 생기면 에너지를 제대로 관리하지 못해 양기와 적절한 균형을 이루지 못한다. 자세히 말하면, 간과 신장의 노화가 진행되면 체내에서 노폐물이 배출되지 못하고 쌓인다. 이때 습한 기운과 열기가 계속 쌓이고 결과적으로 골수와 연골을 잘 만들어내지 못하게 되는 것이다.

관절염의 치료는 다양한 방법으로 할 수 있다. 우선 간과 신장의 기능을 회복시키고, 체내의 습한 기운을 몰아내고, 혈액을 순환시켜야 한다. 또 척추 경혈 자극으로 동시에 기 순환을 원활히 하면 관절 부위가 한결 편안해진다.

관절염의
근본 치료

다만 진통제와 항생제의 남용은 절대 금물이다. 진통제는 단지 통증에만 작용할 뿐 근본 치료와는 아무런 상관이 없으며, 시간이 흘러 신장이 더욱 망가져서 끝내 수술에 의존하도록 만든다. 우리나라에 관절염 환자가 많은 것은 초기부터 근본 치료를 하지 않고 진통제에 의존하다가 관절염이 더욱 악화되기 때문이다.

관절염의 침 시술은 관절염과 밀접한 관계가 있는 경락인 신경, 간경, 비경에 자침해 기혈을 소통시킨다. 매선 침으로 관절의 통처나 압통, 경결에 놓으면 기혈 순환이 원활해지고 찬 바람, 찬 기운, 습기가 없어지면서 통증이 완화되고 저린 증상이 사라지는 등 치료가 잘된다.

뜸은 간접뜸으로 하복부에 열기를 주면 하복부가 따뜻해지면서 온몸으로 기혈 순환이 잘되고 하부의 냉기, 습기가 제거되고 상부의 열기, 화기가 제거되어 관절염 치료에 탁월한 효과를 보인다.

특히 경혈 약침 치료는 매우 좋은 효과를 발휘한다. 실제로 경희대한방병원 침구과 교수팀의 연구에 따르면, 봉독(蜂毒)약침을 경혈에 주입

하자 퇴행성관절염 환자 40명 중 '양호' 이상의 치료 효과를 나타낸 경우가 80%를 넘어섰다. 이러한 결과는 봉독의 중요성을 나타내기도 하지만, 봉독이 경혈에 주입되었을 때 나타나는 탁월한 효과를 말해주기도 한다. 경혈 치료를 할 때에는 척추 중부의 경혈인 위수(흉추 12번)를 자극하는데, 신수(요추 2번)와 대장수(요추 4번)가 함께 자극되면 좋은 효과를 발휘한다.

관절에 좋은
운동

평소에 척추와 관절 건강을 지키기 위해서는 꾸준히 운동하는 것이 중요하다. 다만 척추와 관절에 통증이 있다면 과격하게 운동하는 것은 오히려 좋지 않다. 어떤 운동이든 몸에 부담을 주지 않아야 하고, 운동을 하다가 부상을 입지 않아야 한다. 또 바른 자세를 익혀서 해야 하며, 남과 경쟁하지 말고 본인의 몸 상태에 맞게 관절에 무리를 주지 않는 선에서 운동량과 강도를 서서히 늘려나가는 것이 좋다.

관절에 가장 좋은 운동은 '걷기'다. 각종 통증은 기혈 순환이 정체되었을 때 생긴다. 이러한 정체를 풀어주면 통증은 자연스럽게 사라지니 걷기를 자주 해서 기혈 순환을 원활히 하는 것이 좋다. 걷는 동안 뼈가 계속 자극되어 뼈의 밀도가 높아지고 더 단단해지는 효과도 볼 수 있다. 처음에는 통증이 있겠지만 계속 걷다 보면 서서히 통증이 사라진다. '나이가 들었으니 관절을 보호해야 한다'는 생각으로 움직임을 줄이고 실내에만 있으면 관절이 더 약해지고 통증은 더 심해진다.

걷기보다는 달리기가 좋을 것이라고 생각할 수 있는데, 달리기는 관절에 주는 충격이 상당하다. 걷기는 4배, 달리기는 8배로 충격을 주니 먼저 꾸준히 걷기부터 해서 통증에서 차츰 벗어나야 한다.

일반적으로 숨이 찰 정도로 빨리 걷는 것이 좋다고 하는데, 천천히 걷는다고 해서 운동 효과가 없는 것은 아니다. 짧으면 20분, 길면 40분 정도 천천히 걸어도 운동 효과를 누릴 수 있다.

보통 도시에 사는 노인들보다 농촌에 사는 노인들의 관절 상태가 조금 더 나은 경우가 많다. 그것은 농촌의 노인들이 꾸준히 몸을 움직이기 때문이다. 그런 점에서 특별한 운동을 해야 한다고 생각하기보다는 자주 산책하고 가까운 거리는 걸어다니는 등 일상에서의 활동이 중요하다는 점을 명심해야 한다.

중장년 세대를 위한
운동법

중장년 세대가 운동을 할 때 신경 써야 할 부분은 유연성과 근력 강화이다.

■ 유연성을 강화하는 운동

유연성 강화에는 국민체조가 좋다. 남녀노소 누구나 시간과 장소에 구애받지 않고 언제 어디서나 할 수 있는 국민체조는 몸의 구석구석을 자극해서 신진대사를 활성화하고, 혈액 순환을 촉진하며, 심폐 지구력에도 좋은 영향을 준다.

■ 근력을 강화하는 운동

근력을 키울 수 있는 운동으로는 별다른 기구를 사용하지 않고 자신의 체중을 활용한 근력 운동이 좋다. 부상의 우려도 적고, 언제 어디서나 할 수 있다는 장점이 있다.

상체 근력은 팔굽혀펴기로 키운다. 팔굽혀펴기는 상체 근력을 키울 수 있는 운동법으로 자신의 체중을 활용하니 부상의 우려가 적고 언제 어디서나 할 수 있으니 좋은 운동이다. 무리하게 하면 오히려 관절에 부담을 주어 문제가 발생하니 처음 팔굽혀펴기를 하는 분들은 1세트에 10회씩 3세트 정도 하는 것이 좋다. 몸이 적응되면 1세트에 10회에서

20회씩 3세트를 하는 식으로 늘리는 것이 좋다.

팔을 어깨 너비보다 넓게 벌리고 엎드려서, 상하체를 일직선으로 유지한 채 팔꿈치를 내린다. 팔과 가슴의 힘으로 몸을 올린다.

하체 근력은 스쿼트로 키운다. 스쿼트는 노화를 막는 하지 근육인 허벅지, 무릎, 종아리를 강화하여 체온을 빠르게 올리는 최고의 운동으로 혈액 순환, 혈관 건강과 척추 근육, 관절 및 뼈에 좋다. 1세트에 10회씩 3세트 정도 하는 것이 좋다.

다리를 어깨 너비로 벌리고 편안하게 선 후 서서히 무릎을 굽혀 허벅지가 지면과 평행이 될 때까지 앉는다. 이때 허리를 꼿꼿이 세우고 무릎이 발끝을 넘지 않도록 주의한다.

전신 근육은 플랭크로 키운다. 척추기립근의 힘으로 버티는 플랭크는 코어 근육을 강화시켜주니 꾸준히 하면 허리와 등 근육이 강화되면서 동시에 척추를 바르게 펴는 효과가 있다. 1분씩 2세트를 하는 것이 좋다.

팔 간격을 어깨 너비로 벌리고 팔꿈치와 발끝을 바닥에 대고 엎드려 등과 허리를 곧게 펴서 일직선을 만들어준다.

관절이 안 좋은 중년 여성이 근력을 키울 수 있는 운동은 계단오르기나 자전거 타기가 좋으며, 팔꿈치나 어깨가 아픈 사람이라면 팔을 앞으로 뻗는 '앞으로 나란히 하고 위로 올리는 자세'가 근육을 강화하는 효과가 있다.

■ 근육량이 적은 사람을 위한 근력 운동

걷기는 근 손실이 적어서 근육량이 적은 사람에게 가장 완벽한 운동이다. 상체와 하체의 근력 강화에도 도움을 주는 전신 운동이며, 심신을 편안하게 하는 운동이다. 낮에 햇빛을 쬐며 걸으면 비타민D의 생성이 증가하여 골다공증을 예방한다. 또 행복 호르몬 세로토닌이 왕성하게 분비되어 스트레스가 해소되고 몸과 마음이 건강해진다. 꾸준하게 걸으면 심혈관질환이 예방되고, 빨리 걷는 경보는 칼로리 소비량이 1.3배 가량 많아 다이어트에도 효과가 있다.

■ 오래 서 있기와 앉기 중 더 나쁜 자세는?

오래 서 있는 것보다 오래 앉아 있는 것이 건강에 더 나쁘다. 오랜 시간 앉아 있는 것은 '좌식 질환(sitting disease)'이라 하여 흡연의 해악만큼이나 나쁘다. 반면 오래 서 있는 것은 정맥류 등에 좋지는 않지만, 오랜 시간 앉아 있는 것에 비해 덜 위험하다. 오래 서 있으면 다리가 아파 앉아서 쉬어야 한다는 판단이 바로 되지만 오래 앉아 있는 경우에는 대체로 자세를 편하게 앉아 있기 때문에 몸의 위험 신호를 인지하기가 쉽지 않다. 오래 앉아 일할 때에는 1시간에 한 번씩 일부러라도 일어나 움직여야 하는 것도 이런 이유에서다.

PART 4

에너지 순환을 위한
슬기로운 일상생활

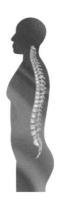

척추 경혈 자극을 통해서 몸의 기(氣)를 제대로 순환시키는 것도 중요하지만, 일상에서 척추를 보호하기 위해 스스로 관리하는 것 역시 중요하다. 척추는 하루아침에 나빠지지 않듯, 나빠진 척추 역시 하루아침에 좋아질 수 없다. 따라서 평소에 관리하는 것이 가장 좋은 방법이며, 매일 어떻게 관리하느냐가 '평생 척추 건강'을 좌우한다.

최근에는 젊은 층의 척추 건강이 심각할 정도로 위협받고 있다. 원인은 다양하지만, 젊으니 괜찮다는 자만심도 원인이라 할 수 있다. 30대까지 척추를 튼튼하게 지켜내지 못하면 40대 이후의 척추 건강은 순식간에 무너지게 되어 있다. 그러니 '아직은 괜찮겠지'가 아니라 '오늘부터 당장 관리해야지'라고 마음을 먹어야 한다.

약물 치료, 수술 없이
질병에서 벗어나는 법

　우리 몸이 아플 때 가장 쉽게 생각할 수 있는 치료법은 약물 치료나 수술이다. 하지만 이보다 더 좋은 방법은 인체가 가지고 있는 자연치유력을 극대화해서 스스로 회복하는 것이다. 자연치유력을 강화하는 방법은 면역력을 강화하는 것이다. 면역력을 높이는 식생활, 생체리듬에 맞는 생활습관, 적당한 운동과 스트레스 관리가 그것이다. 한의학에서는 침, 뜸, 부항을 하고, 한약의 도움을 받을 수 있으며, 물리적으로는 척추 경혈 자극 치료를 하면 효과가 좋다. 하지만 여전히 많은 환자가 수술과 약물에 의존하고 있으며, 그로 인해 오히려 건강을 잃고 수명을 단축하는 경우도 많다.

반복되는 실수는
구조적인 문제

'과실(過失)'의 사전적 의미는 '부주의나 태만 따위에서 비롯된 허물'이다. 한마디로 '실수'라고 보면 된다. 그런데 실수가 계속 반복돼도 실수라고 말할 수 있을까? 그때부터는 실수가 아니라 구조적인 문제라고 봐야 한다.

자동차 사고를 예로 들어보자. 우리나라에서 한 해에 교통사고로 사망하는 사람은 약 3,000~4,000명이다. 개별적인 사망 사고의 원인을 따지면 가해자의 과실, 즉 실수에서 비롯됐다고 볼 수 있을 것이다. 그런데 매해 이렇게 많은 사람이 교통사고로 죽어가도 가해자의 과실 때문이라고만 할 수 있을까? 자동차가 존재하는 한 어쩔 수 없는 일이라고만 할 것인가? 이처럼 반복되는 과실은 실수라기보다 구조적인 문제로 보고 해결책을 찾아야 한다.

의료 과실도 마찬가지다. 미국 존스홉킨스대학교의 한 교수팀이 〈브리티시 메디컬 저널(BMJ)〉에 실은 논문에 따르면, 매해 미국에서 의료 과실로 죽는 사람은 25만 명 이상이다. 이 수치는 심혈관 질환과 암에 의한 사망자 다음으로 많은 수치다. 우리나라 역시 2016년을 기준으로 매해 3만 명 이상의 사람이 의료 과실로 사망하고 있다는 보도가 있었다. 매일 80명이 넘는 사람들이 병원에서 죽어가는 셈이다.

그렇다면 약물을 복용하는 것은 어떨까? 지난 2017년 10월 보건복지부 소속의 한 국회의원이 식약처로부터 제출받은 '의약품 부작용 보고 현황'에 따르면 지난 3년간 보고된 건수가 무려 61만 건에 이른다. 한 해에 20만 명이 약물부작용을 겪는다는 이야기다. 이들은 사망하지는 않았으니 그나마 다행이라고 여길지 모르겠지만, 개개인이 부작용으로 겪는 고통은 죽음에 버금갈 수도 있다.

매해 죽어가는 3만 명의 사람과 매해 약물부작용을 겪는 20만 명의 사람들을 보면서 그저 과실이나 실수라는 말로 면피해서는 안 된다. 이것은 서양의학이 처한 엄연한 현실이고 서양의학의 한계이며, 의료 체계의 문제점이다. 새로운 차원의 의학이 출현하지 않으면 점점 더 많은 사람이 더 심한 부작용으로 고통받다가 죽게 될 것이다. 물론 한의학 치료라고 해서 부작용이 없는 것은 아니다. 하지만 한약으로 인해 사망하는 사람은 극히 적으며, 부작용 역시 극소수이다.

수술과 약물에서 자유로운
척추 경혈 치료기

질병에 걸렸을 때 가장 좋은 치료법은 면역력을 높여 스스로 질병을 이겨내는 것이다. 효소가 살아 있는 생명력 넘치는 채소와 과일, 발효식품, 질 좋은 지방과 단백질을 적정량 먹고, 햇볕을 쐬며 걷고, 반신욕으로 체온을 유지하는 것이 질병 치료에 도움이 된다. 하지만 여건상 그렇게 하지 못하는 사람들이 많다. 나이가 많은 노인은 운동을 자주 하기가 쉽지 않고, 소화 기능이 다소 떨어진 사람은 영양이 풍부하고 질 좋은 음식을 먹어도 소화가 잘되지 않으니 간단히 먹을 수 있는 음식을 주로 찾는다. 반신욕을 하자니 욕조나 시간이 없어서 실천하지 못하는 사람도 많다.

이런 사람들의 질병 치료를 어떻게 하면 쉽고 간편하게 도울 수 있을까 하는 생각에 개발한 것이 척추 경혈 치료기이다. 약물이나 수술에 의존하지 않고 오로지 환자의 **척추 경혈과 통증이 생긴 지점을 자극하면 근육과 뼈의 교정은 물론 체온이 상승하고 오장육부의 기능이 활성화되어 자연치유력을 극대화할 수 있다.** 특히 세포와 조직의 기능이 활발해져 신진대사가 활성화되고, 온몸의 기혈 순환이 개선되어 피로가 사라지고 면역력이 강화되어 질병의 예방과 치료에 도움이 된다.

원인을 모르는 질병을 앓을 때에도 척추 경혈 치료기는 좋은 효과를 줄 수 있다. 잔병치레를 자주 하거나, 특별한 질병이 없는데도 만성피로에 시달리는 사람, 병원에 가서 진료를 받아도 '원인을 알 수 없다'는 진단만 들은 사람들이 많다. 이런 경우에는 특정 장기의 힘이 약해졌거나, 기혈 순환이 막혀 몸의 균형이 깨진 경우가 많다. 이럴 땐 척추 경혈 치료기로 척추뼈는 물론 신경과 근육, 근막을 자극하고 척추 경혈을 자극해 기혈 순환을 도우면 불편한 증상들이 개선될 수 있다.

질병으로부터 자유로운 사람은 없다. 하지만 질병이 생기면 치료하는 방법은 선택할 수 있다. 스스로의 노력으로 질병에서 해방될 수 있다. 급하게 치료하는 것보다, 시간이 걸리더라도 부작용의 위험을 줄이고 근본 원인을 치료하는 방법을 찾는 것이 질병에서 벗어나는 지혜이다.

척추를 약화시키는
요인 제거하기

스트레스를 만병의 근원이라고 하는데, 이 말은 척추 건강에도 고스란히 적용된다. 스트레스가 지속되는 상황에서는 척추 건강을 지키기 가힘들다.

스트레스는 뼈와 근육을
약화시키는 주범

'피가 마른다'는 말이 있다. 주로 초조할 때 습관처럼 사용하는 말로,

불안, 분노 등 스트레스를 많이 받았을 때 '피 말라 죽는다', '피를 말리는 고민'이라고도 표현한다. 그런데 '피가 마른다'는 표현은 그냥 비유적인 표현에서 끝나지 않는다.

실제로 **스트레스를 지속적으로 많이 받으면 에너지의 과부하로 오장육부의 온도가 상승해 피가 말라 부족해진다.** 물도 계속 끓이면 수증기로 날아가 결국에는 하나도 남지 않는데, 피도 똑같다. 오랜 스트레스로 피가 부족해지면 뼈와 근육이 약해지고, 체내에 산소와 영양소를 전달하는 기능이 현저히 떨어진다. 피를 많이 쏟게 되는 출산 역시 인체를 상당히 약화시킨다. 산후조리를 제대로 하지 못하면 여성의 몸에 문제가 생기는 것도 이러한 피 부족과 관련이 있다.

《황제내경》의 〈소문〉 '사기조신대론' 편에는 계절에 따른 구체적인 양생 원칙이 제시되어 있는데, 이러한 양생법에서 대표적으로 언급되는 감정이 '노여움(분노)'이다. 이는 스트레스로 인한 분노가 우리 몸에 얼마나 큰 영향을 미치는지 잘 보여준다.

봄에는 식물이 싹을 틔우듯 조금 늦게 자고 아침에는 일찍 일어나 산책하는 것이 좋고, 여름에는 만물이 꽃을 피우고 번영하므로 늦게 자도 좋으나 아침에는 일찍 일어나고 노여움이 일지 않도록 해야 한다. 가을에는 낙엽이 떨어지는 기운과 찬 기운이 몸에 영향을 미치지 않도록 일찍 자고 일찍 일어나고 저녁에는 기운을 제대로 충전해야 한다. 겨울에는 만물이 찬 기운 속에서 겨울잠을 자는 것처럼 양기를 몸속에 저장해야 하므로 늦게 일어나고, 땀을 흘려 양기를 소모시키거나 몸이 차가워지지 않도록 해야 한다.

감정 관리를 통해 분노하지 않고 평정심을 유지하는 것이 우리 몸을 건강하게 하는 하나의 양생법인 것이다. 《동의보감》은 '진정한 명의는 마음을 치료해주는 사람'이라고 했다. 이 말은 스트레스가 건강에 얼마나 큰 영향을 미치는지를 알려준다. 우리나라 전통 무속신앙에서 무당이 의학적 역할을 일부 담당할 수 있었던 것도 그들이 사람들의 아픈 마음을 풀어주었기 때문이다. 무당에 의해 한(恨)을 풀어낸 사람들은 저절로 몸이 낫기도 했다.

문제는 피 부족을 초래하는 스트레스가 척추까지 크게 약화시킨다는 점이다. 알다시피 척추는 척추뼈와 추간판이 층층이 쌓여 있고 그 주변을 근육과 인대, 근막이 탄탄히 받쳐주는 구조물이다. 따라서 이를 지탱하는 주변 근육과 인대, 근막과 뼈가 약해지기 시작하면 척추도 약해질 수밖에 없다. 처음에는 약간의 징후만 보이지만 나중에는 무너져 내리게 된다. 물렁뼈가 부서지고 내부에 있던 수핵이 밖으로 터져 나와 각종 척추 질환을 일으킨다. 그나마 뼈를 둘러싼 근막이나 근육의 문제로 발생한 질환은 근막만 잘 치료하면 회복되는 경우가 대부분이다.

냉기와 습기도
척추 약화에 영향 미쳐

척추는 스트레스에 의해서도 약화되지만, 스트레스로 기력이 약해진 상태에서 체내에 냉기와 습기가 쌓이면 척추가 더 약해지면서 질병을 일으킨다. 노화도 척추를 약화시키는 원인이다. 노화를 막기는 힘들지만, 척추 건강을 유지함으로써 노화를 늦추고 노화로 인한 다양한 부작용을 막을 수는 있다. **면역력이 약해서 체내에 냉기와 습기가 쌓이면 면역력이 더 약해지는 등 인체에 나쁜 영향을 미치니 평소 체온, 냉기, 습기 관리에도 신경 써야 한다.**

인체는 날씨에 많은 영향을 받는다. 흐리고 우중충한 날이면 어김없이 관절이 붓거나 저리거나 더 아파진다. 습도가 높아지고 기압은 낮아지기 때문에 혈류량이 감소하고 관절의 압력이 상승하고 신경과 근육이 자극을 받아 통증이 심해지기 때문이다. 이와 반대로 따뜻하거나 습도가 낮은 날엔 통증이 덜하다. 하지만 날씨가 좋지 않더라도 면역력이 강하면 통증이 생기지 않는다.

안타깝게도, 현대인은 일상적으로 냉기와 습기에 지나치게 노출되어 있다.

우선, 현대인은 과거에 비해 활동량이 현저하게 적다. 과거처럼 초원에서 동물을 사냥할 일이 없는 데다 IT 기술의 발달로 책상에서만 일해도 얼마든지 경제활동을 할 수 있으니 활동량이 줄어들 수밖에 없다.

현대인은 인스턴트식품을 자주 먹는데, **인스턴트식품도 냉기와 습기가 강한 음식이다.** 이러한 음식들은 소화가 잘되지 않아 기혈 순환을 방해해 열기를 머리로 향하게 한다.

과도하게 긴장하거나 스트레스를 받아도 열기가 머리로 올라가 두통이 생길 수 있다.

노출이 심한 옷차림은 하체를 차갑게 만든다. 여름에는 물론이고 겨울에도 짧은 치마나 얇은 옷감의 옷을 입으면 냉기가 하체로 침입한다.

수면이 부족해도 체온이 내려간다. 수면이 부족하면 근육이나 혈관이 수축해서 혈액 순환이 방해받고, 그 결과 우리 몸에서는 열이 제대로 생산되지 않기 때문이다.

커피 문화도 영향을 미친다. '얼죽아(얼어 죽어도 아이스커피)' 문화가 생기면서 추운 겨울에도 차가운 커피를 마시니 냉기와 습기에 의해 몸이 상하고 체온은 당연히 떨어지게 된다.

이렇게 냉기와 습기를 많이 접하면 면역력이 현저히 저하되어 알레르기 질환과 아토피 질환이 생기고 불안, 불면, 위장 장애, 당뇨병, 갑상샘 질환 등 온갖 질병이 생겨난다.

냉기와 습기에 대처해
척추 약화를 미리 막는 방법

생활 속에서 접하는 냉기와 습기에 대처하는 가장 좋은 방법은 운동이다. 많은 전문가가 평소 운동을 하라고 강조하는 것은 폐활량과 근육량을 늘리려는 이유뿐만 아니라 운동을 통해 근력을 강화해 체온을 높이려는 이유다.

낮아진 체온을 올리기 위해 한의학에서는 경혈에 뜸과 침 시술을 병행한다. 특히 침 시술은 전문적인 기술이 있어야 하지만, 뜸의 경우 고난도의 기술이 필요하지 않기 때문에 일반인도 활용해 경혈을 자극하고 체온을 올릴 수 있다.

뜸은 인체에 열을 가해 치료하는 방법이다. 뜸은 북방지역에서 유목 생활을 하는 사람들도 많이 활용했다. 지세가 높고 구릉 지대에 위치한 북방지역은 겨울에 몹시 추운 것으로 유명하다. 이런 환경에서 생활을 하면 아무래도 온몸은 물론 하복부의 장이 차가워지는데, 이를 방지하기 위해 뜸을 통해 체온을 높였던 것이다. 아픈 부위는 냉기와 습기로 인해 기의 흐름이 정체된 곳인데, 이 부위에 열기를 가하면 통증이 완화되고 찬 기운으로 상한 몸이 회복된다. 소나무, 뽕나무, 측백나무, 대나무 등의 나무와 풀보다 쑥의 뜸 효과가 가장 좋았기 때문에 쑥이 뜸의 주재료가 되었다.

노화에 의해서도 척추가 약화된다. 《동의보감》에 의하면 나이가 들면 정(精, 인체 기혈의 원천이 되는 물질)과 기혈이 부족해져서 관절로 가는 혈액과 체액의 공급이 줄어들고 그 빈자리에 냉기나 습기로 인한 노폐물인 담음(痰飮)이 들어찬다. 담음이란 몸속의 체액이 탁해지고 걸쭉해진 것을 말한다. 한의학에서는 담음으로 인해 생기는 질병이 무려 100여 가지라고 말한다. 관절에 담음이 들어차면 십중팔구 통증이 생기거나 붓거나 열이 나게 된다.

또한 나이가 들면 음식 섭취량이 줄어든다. 치아 상태가 좋지 않아 먹는 것이 부실해지고 가볍게 삼킬 수 있는 빵이나 밀가루 등 정제 탄수화물을 많이 먹게 된다. 그러나 나이가 들어서 정제 탄수화물을 많이 섭취하면 혈액 속에 포도당이 많아지고, 다 사용하지 못한 포도당은 지방으로 저장되어 내장비만의 원인이 되고 다양한 염증을 일으킬 가능성을 높인다.

정제 탄수화물을 많이 섭취할수록 피의 생성이 부족해지고 독소가 증가해 내장비만, 고혈압, 당뇨병, 고지혈증은 물론 각종 관절염이 생길 수 있다. 피가 부족하면 골수도 자연스럽게 줄어든다. 원래 피는 골수로부터 만들어지지만, 골수는 피로부터 만들어진다. 그러니 피가 부족하면 뼈 자체가 약해질 수밖에 없다. 이러한 영향은 당연히 뼈로 가는데, 척추뼈도 영향을 많이 받아 척추 건강이 급속도로 나빠진다. 그래서 나이가 들수록 정제 탄수화물보다 식이섬유와 영양소가 풍부한 통곡물

위주의 식사를 하는 것이 중요하다. 다만, 치아가 좋지 않고 위장의 기능이 약한 사람들은 백미에 통곡물을 섞어 먹는 등 자신의 몸 상태에 맞게 절충안을 찾는 것이 좋다.

살펴본 것처럼 척추는 일상에서 많은 위험에 노출되어 있다. **척추가 무너지면 온몸의 건강이 무너진다.** 질병이 있는 환자나 기력이 쇠한 노인이 곧게 서지 못하는 것도 이런 이유 때문이다.

체온을 올려
피를 해독한다

우리가 척추 경혈을 자극하는 이유 중 하나는 '피 해독'을 하기 위함이다. 피 해독은 기혈 순환 이상으로 중요한 일이다. 한의학에서는 '만병일독(萬病一毒)'이라는 말로 피 해독의 중요성을 설명한다. '만 가지의 병이 하나의 독에 의해서 발생한다'는 뜻으로, 이때의 독은 깨끗하지 못한 탁한 피인 어혈(瘀血)과 피가 뭉쳐서 혈관을 막는 혈전(血栓)을 말한다. 이것을 해결하지 않으면 우리가 질병에 걸리는 건 시간문제다.

피가 맑아져 혈액 순환이 개선되니 체온이 상승하고, 체온이 오르면 면역력은 자연스럽게 강화된다.

피가 깨끗해야
면역력도 탁월

인체의 피는 뼈 안에 있는 '골수'에서 만들어진다. 뼈의 내부에는 골수강이 있는데, 골수강 안에 골수가 자리 잡고 있다. 이 골수에서 피가 만들어져서 뼛속의 모세혈관을 통해 뼈 바깥의 혈관으로 보내진다.

피는 한번 만들어진 것이 계속 우리 몸을 돌고 도는 것이 아니다. 적혈구는 100일 정도가 되면 간이나 비장에서 파괴되어 체외로 배출되고, 백혈구는 보통 2주, 혈소판은 며칠 정도, 림프구는 고작해야 몇 시간 정도 생존한다.

문제는, 우리가 특별한 노력을 하지 않는 이상 피는 계속 탁해지고 독성이 짙어진다는 점이다. 특별한 노력이란 과도한 긴장과 스트레스, 음주, 흡연, 과식, 야식, 지나친 활동, 운동 부족 등 피를 오염시키는 요인들을 멀리하는 것이다. 특히 먹는 음식이 중요하다. 패스트푸드, 튀긴 음식, 붉은색 고기, 밀가루 음식 등은 피를 오염시키는 주된 원인이기 때문이다.

물론 이런 나쁜 습관이 없어도 피는 탁해진다. 우리가 살아서 숨을 쉬는 이상 끊임없이 에너지를 사용하고 그 과정에서 생성된 활성산소가 피를 탁하게 한다. 탁해진 피가 온몸을 돌면 우리 몸은 노폐물과 독성에 의해 오염될 수밖에 없다. 무엇을 먹고 어떻게 생활하느냐에 따라 피의 오염 정도가 다르겠지만, 피가 오염되는 것 자체를 피할 수는 없다.

피가 깨끗하지 못하면 여러 가지 징후가 나타난다. 우선 혈액 순환이 나빠져서 손발이 저리거나 몸 곳곳에서 통증을 느끼고 관절염, 고혈압, 당뇨병, 고지혈증, 암 등이 생긴다. 얼굴에는 기미나 다크서클이 생기고, 아토피 질환과 알레르기 질환으로 고생을 한다. 살찌는 것 역시 피가 탁하고 신진대사가 원활하지 않아서 생기며, 피가 탁하면 잠을 자도 피곤하고 몸이 무겁고 활력이 나지 않는다.

체온이 1℃ 떨어질 때마다
면역력은 30%씩 약화

체온이 1℃ 떨어지면 면역력이 30% 약화되고, 체온이 1℃ 올라가면 면역력이 5배 이상 증가한다는 사실은 이제 상식이 되었다. 그 근거는 여러 학자들이 증명했다. UCLA 의대 약학과 교수이자 노벨 생리의학상을 수상한 루이스 이그나로(Louis Ignarro) 박사는 "심부체온이 0.5℃ 상승하면 혈관 내에 일산화질소(NO)가 작용해 모세혈관이 확장되고 혈액의 흐름이 활성화되어 해독이 잘되고 고혈당과 고혈압과 고지혈증이 완화된다"고 밝혔다. 《일본온천학회》에서는 "심부체온이 1℃ 오르면 HSP(열쇼크단백)가 분비되어 상처가 회복되고, 근(筋) 단백이 합성되고, 엔도르핀·도파민·세로토닌이 활성화되어 해독 기능이 향상된다"는 연구 결과를 내놓았다.

인체의 체온이 36.5~37℃일 때 면역력이 무려 70%나 높아진다는 연구 결과도 있다. 높은 체온은 세포를 자극해 NK세포와 T세포 같은 면역세포의 수를 증가시킨다.

미국 뉴욕병원과 코넬메디컬센터 내과의사 겸 교수로 활동한 이저도어 로젠펠드(Isadore Rosenfeld) 박사는 체내에서 에너지가 정체되면 질병이 생길 수 있으며, 에너지의 흐름이 개선되면 질병이 치유될 수 있다고 주장했다. 에너지 흐름을 촉진하기 위한 다양한 방법을 '온열요법'이라고 칭하며, 이를 위해 40~41℃의 뜸이나 사우나, 도자기나 팩을 이용한 찜질기 등을 활용한다.

이러한 온열요법은 특히 한의학에서 뜸을 이용해 지금도 광범위하게 활용되고 있으며, 뜸의 효과는 서양의학에서도 인정하고 있다. 특히 온열요법은 암 치료의 보조요법으로 활용될 만큼 뛰어난 효능을 발휘한다. 암세포는 42℃ 이상에서 모두 죽기 때문에 우리나라의 대형 병원에서도 다양한 온열요법으로 암 환자들을 치료하고 있다.

이처럼 체온이 중요하니 우리는 반드시 체온 유지를 위한 노력을 해야 한다. 하루에 30분 이상 운동을 하고, 따뜻한 차나 물을 마시는 것이 도움이 되고, 명상을 통해 교감신경과 부교감신경의 균형을 맞추는 일도 중요하다. 또 반신욕이나 족욕을 하면 혈액 순환이 좋아지면서 체온이 오른다.

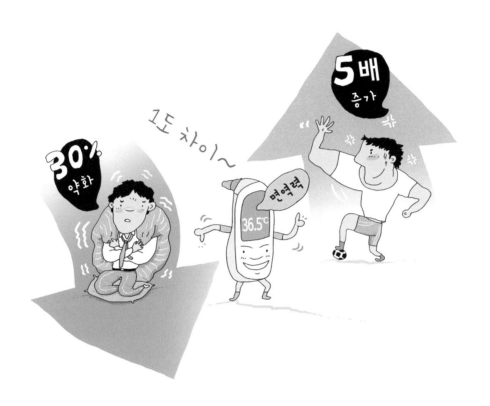

체온이 1℃ 떨어지면 면역력이 30% 약화되고,
체온이 1℃ 올라가면 면역력이 5배 이상 증가한다.
인체의 체온이 36.5~37℃일 때
면역력이 무려 70%나 높아진다는 연구 결과도 있다.
높은 체온은 세포를 자극해 NK세포와 T세포 같은 면역세포의 수를 증가시킨다.

중요한 방법이 하나 더 있다. 몸 전반에 흩어져 있는 경혈과, 척추에 집중되어 있는 척추 경혈을 자극하는 일이다. 경혈을 자극하면 막혀 있던 기의 흐름이 뚫리고 에너지가 활성화되어 체온이 오른다.

예를 들어, 인체의 다른 부위는 그렇지 않은데 유독 손과 발이 차가운 사람은 기의 흐름이 막혀 따뜻한 피가 손과 발끝까지 순환하지 못하는 상태다. 따라서 막혀 있는 기혈의 순환이 개선되어 자연스럽게 손발에 온기가 돈다. 특히 인체의 각 장기와 연결되어 있는 온몸의 신진대사가 한꺼번에 활발해지면서 면역력이 강화된다.

반드시 살을 빼야
하는 이유

살을 빼야 하는 이유는 수십 가지도 넘는다. 그중에서 정말 중요한 이유는 관절·척추 건강 때문이다. 살이 찐 것과 관절 및 척추 건강이 무슨 관계가 있을까 의아하겠지만, 비만은 특히 척추 건강에 심각한 영향을 미친다.

한 연구 결과에 의하면 체중이 1kg 늘어날 때마다 척추에 전해지는 하중은 5배나 늘어난다.

그런데 더 놀라운 사실이 있다. 성인 981명을 대상으로 '코로나19로 인해 집콕 생활을 하면서 체중이 늘었는가?'라고 설문을 하자 무려 3분의 1인 32.7%가 '그렇다'고 대답했고, 평균 체중 증가량은 5.8kg에 달했다. 이 정도의 체중 증가라면 척추에 전해지는 하중도 크게 늘어났을 것으로 확신한다.

비만은
척추에 큰 부담

우리나라 사람들은 다이어트에 관심이 많은데, 그만큼 비만한 사람도 상당하다. 국민건강보험공단의 '2019년 건강검진 통계 연보'에 따르면 우리나라 사람들의 비만율은 36.2%다. 성인 3명 중 1명은 비만인 셈이다. 고도비만은 6.1%로 나타났다. 100명 중 6명이 감당하기 힘든 비만 때문에 고통받고 있다는 이야기다.

특히 코로나19는 비만율을 더 증가시켰다. 대면 활동이 제한되다 보니 배달음식이 보편화됐고, 배달음식 대부분이 고칼로리에 고염식, 영양 불균형 식단이라 비만을 부추긴 것이다. 2030년이면 고도비만율이 지금보다 2배나 많아질 것이라는데, 그러면 지금보다 척추 건강이 악화되는 사람들이 폭증할 것은 불 보듯 뻔한 일이다.

척추가 지탱하는 무게는 전체 체중의 60%이다. 자신의 몸무게가 70kg이라면 42kg이 척추가 감당하는 무게다. 군대에서 '완전군장'의 무게가 대략 40kg이니 군대에 다녀온 남성이라면 이 무게가 어느 정도인지 체감할 것이다. 이 정도의 무게를 척추가 오롯이 감당하다니, 그 중압감이 어느 정도일지 이해된다.

비만이 문제가 되는 또 다른 이유는 체내 지방 함량이 높아져 근육이 약화되기 때문이다. 이는 근육이 붙어 있는 척추와 관절에 더 많은 부담이 간다는 의미이다. 특히 복부비만이 척추에 큰 무리를 준다. 배가 나오면 몸의 무게중심이 자연스럽게 앞쪽으로 기울고 엉덩이는 뒤로 빠지기 때문에 척추가 휜다. 이 자세가 장기간 이어지면 허리 통증이 생기는 것은 물론 요추추간판탈출증(허리디스크), 척추측만증으로 이어질 수 있다. 여성의 경우 중년 이후로 여성호르몬(에스트로겐)이 감소하면서 근육량이 감소하고 지방 함량이 늘어 복부비만이 되는 경우가 흔하다.

관절염, 요통, 추간판탈출증(디스크)은 절대로 수술하지 마라

비만은 척추뿐만 아니라 다리 관절에도 큰 부담을 준다. 만약 인간이 포유류처럼 네발로 걸어 다닌다면 노인이 되어서도 허리 통증이나 무릎 통증, 어깨 통증은 겪지 않을 것이다. 하지만 인간이 두 발로 걷게 되면서 이러한 통증은 숙명이 되어버렸다.

그렇다면 숙명이 되어버린 통증을 다스릴 방법은 없는 걸까? 분명히 있다. 하지만 많은 사람이 관절의 통증을 수술로 해결하려고 한다. 정형외과 의사인 안익주 박사는 저서 《관절염, 요통, 디스크는 절대로 수술하지 마라》를 통해 '무릎과 허리 수술의 90%가 가짜'라며 '수술은 절대로 하지 마라. 이러한 통증의 원인은 염증이니 염증만 제거하면 치료될 수 있다'고 말한다. 대부분의 염증은 혈액 순환이 나빠지면서 생기기 때문에 혈액 순환만 개선하면 얼마든지 염증을 없애고 통증으로부터 자유로울 수 있다.

예를 들어, 무릎관절염의 경우 연골이 닳아서 통증이 유발되는 것이 아니라 무릎 관절 부위에 발생하는 건초염 때문에 통증이 생긴다. 무릎 관절의 압통점은 슬개골의 내측 하방과 경골의 내측 상단부에 존재하는데, 바로 여기에서 염증 반응이 가장 심하게 나타난다. 허리 통증의 경우 추간판이 좁아져서 통증이 생기는 것이 아니라, 근육을 싸고 있는 근막의 염증으로 생기기 때문에 근막의 염증을 없애면 치료된다. 이러한 통증은 장기화될수록 염증 반응이 더 넓은 부위에서 골고루 나타나 통증이 심해진다. 하지만 염증만 없애면 치료가 가능하다.

오십견 역시 건초염으로 인해 발생한다. 오십견은 보통 어깨 관절과 그 주변부의 운동 범위가 현저하게 감소하는 질환으로, 실제로는 통증과 거의 관련이 없다. 따라서 관절 부위의 운동 범위를 넓히는 것과 건초염을 치료하는 것만으로 충분히 극복할 수 있다. 염증을 치료하기 위해서는 체온을 높이고 혈액을 맑게 해 혈액 순환을 개선하는 것이 가장 좋은 방법이다.

안익주 박사는, 척추의 상태를 알아볼 때 엑스레이나 MRI 같은 검사는 전혀 도움이 되지 않는다고 말한다. 염증 반응이 사진상에서는 확인이 안 되면서 거의 예외 없이 요추 4번과 5번 사이의 추간판 돌출 소견이 나타나는 경우가 많기 때문이다. 그러니 허리나 무릎이 아프다고 해서 '디스크인가 봐'라고 단정짓고 정형외과로 달려갈 것이 아니라 염증을 없애는 노력을 먼저 해야 한다.

매일 먹는
음식의 중요성

음식은 몸에 직접 주입하는 '약'이나 다름없다. 따라서 무엇을 어떤 방식으로 섭취하느냐에 따라 척추와 뼈 건강을 위해 좋은 치료제가 될 수 있다.

한의학에서는 음식의 중요성을 더할 나위 없이 강조한다. 따라서 척추 경혈 자극 및 운동과 함께 먹는 음식을 늘 염두에 두어야 한다. 또 의학적으로 밝혀진 각종 영양 성분에 대해서도 알아둘 필요가 있다. 일상의 식사를 통해서 충분히 섭취하기 힘든 영양 성분이 있다면 영양 보충제를 통해 섭취하는 것도 나쁘지 않다.

콜라겐이 풍부한
식품이 좋아

식탁에 오른 음식을 보면, 식재료의 일부분만 조리되어 있다. 채소나 과일은 껍질을 깎고, 생선은 머리나 꼬리를 버린 경우가 흔하다. 그런데 가장 좋은 음식 섭취법이 '통째로 먹기'다. 동물성 식품의 경우 버리는 것 없이 장시간 탕으로 끓여서 먹으면 동물에 들어 있는 중요한 영양소를 모두 섭취할 수 있다. 채소와 과일 역시 껍질째 먹어야 그 안에 들어 있는 영양소를 온전히 섭취할 수 있다.

이러한 식사법을 '전체식'이라고 한다. 이는 한의학에서 강조하는 음식 양생법으로, 서양에서는 '마크로비오틱(Macro Biotic)'이라고 부른다. 우리 몸의 생명력을 기르기 위해서는 음과 양의 조화가 매우 중요한데, 식품의 특정 부위만 먹으면 일부분만 섭취하는 것이니 전체를 먹어야 한다.

많은 식품 중에서 특별히 뼈나 척추 건강에 도움이 되는 건 '콜라겐'이 풍부한 식품이다. 곰탕이 대표적이다. 1527년 조선 중종 때 발간된 《훈몽자회(訓蒙字會)》에는 곰탕을 '국물이 진한 데다 공이 많이 들어가는 진귀한 음식'이라고 설명하고 있다. 콜라겐이 풍부한 곰탕은 임금님의 수라상에도 자주 오를 정도로 사랑을 받았다고 한다. 요즘은 곰탕을 사서 먹는 경우가 많은데, 냉장고에 두었을 때 겔 형태로 보존된다면 첨가물이 없는 것이고, 액체 상태로 보존된다면 다른 첨가물이 많이 섞였다고 보면 된다.

닭발과 돼지족발 역시 콜라겐이 풍부한 음식으로, 약용으로도 자주 쓰였다. 돼지껍질도 콜라겐이 풍부하다. 중국의 지도자였던 모택동은 아침이 다 돼서야 잠들곤 했는데, 아침 식사로 돼지껍질을 먹었다고 한다.

이 외에 쫀득쫀득한 식감이 특징인 아귀도 콜라겐이 풍부한 식품으로, 버리는 부위 없이 전체를 맑은 탕으로 해 먹으면 영양분을 온전히 흡수할 수 있다. 맑게 끓인 대구탕, 명태대가리도 관절 건강에 좋은 음식들이다.

칼슘의 작용을 돕는
영양소들을 함께 먹어야

뼈세포는 매일 생산되며, 8년이면 완전히 새 뼈로 대체된다. 뼈의 주요 성분인 칼슘은 인체의 성장, 뼈 건강, 항상성 유지, 심신 안정 등의 역할을 한다. 그러므로 가능한 한 충분히 섭취해야 한다. 우리는 영양 과잉 시대에 살고 있지만, 2006년에 보건복지부가 국민건강 영양 조사를 실시한 결과 3세 이상의 전 연령층에서 칼슘 섭취량이 전적으로 부족한 것으로 드러났다.

칼슘은 인체에서 가장 중요한 미네랄이며, 체내에 1,200g 정도가 존재한다(미네랄 중에서 가장 많은 양이다). 칼슘의 99%는 온몸의 뼈와 치아에 있으며, 1%는 혈관의 수축과 이완, 근육 수축, 신경 전달 및 내분비 조절 등 생명 유지에 중요한 역할을 한다.

혈액 내 칼슘 농도가 낮아지면 인체는 살기 위해 수단과 방법을 가리지 않고 뼈에 있는 칼슘까지 혈액으로 끌어와서 정상 농도를 유지한다. 이런 현상이 반복되면 칼슘의 창고 역할을 했던 뼈는 칼슘을 점차 잃게 되어 약해지고 골다공증 또는 퇴행성관절염, 뼈의 연약 등의 증상을 겪을 수 있다.

칼슘의 작용을 돕는 대표적인 영양소는 비타민D다. 비타민D는 그 자체로 인체에 반드시 있어야 할 필수 영양소로, 하루 30분 정도 햇볕을 쐬면 충분한 양이 체내에서 생성된다. 중요한 사실은 비타민D가 없으면 칼슘을 흡수하지 못한다는 점이다. 따라서 햇볕을 쐬며 활발히 야외활동을 하고, 비타민D가 풍부한 음식도 섭취해야 한다. 비타민D가 풍부한 식품으로는 기름진 생선, 달걀, 버터, 동물의 간 등이며 영양 보충제로 적정량을 섭취하는 것도 괜찮다.

비타민K는 뼈에서 생성되는 단백질을 합성하는 데 필요한 영양소다. 비타민K가 부족하면 뼈의 형성이나 복구가 어려워진다. 또 비타민K는 칼슘을 체내에 잡아두는 역할을 한다. 한 연구 결과에 의하면 골다공증 환자에게 비타민K를 섭취하게 했더니 소변으로 배출되는 칼슘의 양이 많게는 50%까지 줄어들었다고 한다. 비타민K와 칼슘이 얼마나 중요한 관계인지를 알 수 있다. 비타민K가 많이 함유된 식품은 상추·케일·시금치·양배추 등의 녹황색 채소와 콩기름, 미역, 김 등이다.

미네랄 중에서 마그네슘도 뼈 건강에 중요한 영양소다. 인체의 뼈 안에서는 계속 생화학적인 반응이 생겨나는데, 이러한 반응을 돕는 것이 마그네슘이다. 마그네슘이 많은 식품으로는 견과류, 통곡물, 콩류, 녹색 잎채소, 아보카도, 바지락, 다시마, 키위 등이 있다.

망간은 체내에서 연골과 뼈의 결합조직을 합성하고 이를 유지하는 영양소다. 골다공증에 걸린 사람들 대부분이 망간이 현저하게 부족한 것으로 나타났다. 또 망간은 신경전달물질과 결합하고 신경 기능을 정상적으로 유지시키는 아주 중요한 역할을 한다. 망간이 많이 함유된 식품은 콩류·생강·연근·죽순·부추 등의 채소류, 녹차·보리차 등이다.

여기에 몇 마디 덧붙이면, 음식은 고량진미를 피하고 찬 음식은 먹지 말아야 한다. 고량진미는 '살진 고기와 좋은 곡식으로 만든 맛있는 음식'을 말한다. 이런 음식은 지방 함량이 높아 혈중 콜레스테롤과 지방의 농도를 높일 수 있다. 또 찬 음식은 혈액을 탁하게 만드는 요인이다. 그러니 **규칙적으로 소식을 하고 따뜻한 음식을 먹는 것이 좋다.** 소식은 '가장 확실한 장수법'으로 골고루, 적당히, 배부르지 않게 먹는 것이 중요하다.

칼슘 흡수를 방해하는 대표 음료, 커피

언제부터인가 커피는 전 국민의 음료가 되었다. 그러나 척추 건강을 지키려면 커피 섭취에 주의해야 한다. 커피의 하루 섭취 권장량은 2잔 정도(200~300mg 정도의 카페인 섭취)이지만, 나이가 들수록 척추가 약해지기 때문에 이 정도의 양도 척추 건강을 악화시킬 수 있다.

커피에 함유된 카페인은 뼈의 칼슘 흡수를 방해하는 대표적인 물질이며, 이뇨 작용으로 인해 세포 내 수분을 배출시켜 탈수 증상을 일으킬 수 있다. 척추의 추간판 역시 탈수가 생길 수 있는데, 이때 척추에 가해지는 압력이 급속도로 올라가면서 조직이 파열될 수 있다.

특히 중년 이후의 사람들이 커피를 가장 많이 마시는 연령대라 중년 이후에는 척추 건강이 위험해질 수 있다. 2019년에 국민건강 영양 조사에 참여한 19세 이상 3,325명을 대상으로 하루 커피 섭취량을 조사했더니 남성이 2잔으로 여성의 1.5잔보다 많았고, 연령대별로는 40세부터 64세의 중노년층이 1.9잔으로 가장 많이 마셨다. 아직은 건강할 나이라 척추의 이상 징후를 느끼지 못하겠지만 그 정도의 커피를 매일 마신다면 70대 이후에는 척추에 이상이 생길 수 있다.

척추는 매우 정교한 구조물로, 인체의 기혈을 생산하는 중요한 곳이다. 따라서 한 곳에 이상이 생기면 전체 구조가 조금씩 뒤틀리기 시작해 결국 전체 구조에 부정적인 영향을 미친다. 따라서 척추 건강은 애초부터 잘 지켜야 하고, 신경을 많이 써야 하는 부위임을 잊지 말아야 한다.

에너지 순환에
도움이 되는 식품

한의학의 '양생(養生)'은 '생명을 기른다'는 뜻으로, 타고난 수명을 충분히 누리도록 돕는 방법을 말한다. 자연의 법칙에 부합하는 몸과 마음의 수양, 운동, 기공, 욕구 억제 등이 포함되며, 음식 섭취도 중요하게 다룬다. 양생의 삶을 살면 기혈의 균형이 잡히고 우리 몸이 편안해져 생명이 길어진다고 한다. 오늘날의 용어로 표현하면 '종합적인 건강관리법'이라고 할 수 있다.

그중에서도 음식은 우리 몸의 에너지 생성과 순환에 큰 영향을 미친다. 음식을 림프 순환, 소화기 순환, 혈액 순환, 기 순환 등의 관점에서 살펴보면서 전체적인 에너지 순환을 촉진하는 식품도 함께 알아보자.

림프 순환을 촉진하는
식품들

　림프관은 우리 몸의 하수도 정화 시스템이라고 보면 된다. 온몸을 순환하는 혈액에는 죽은 세포, 각종 세균과 바이러스, 독소 등 다양한 이물질들이 포함되어 있다. 이런 것들이 정화되는 곳이 바로 림프관이다. 한마디로 폐수가 정화되어 다시 깨끗한 물이 되는 곳이 림프관이다. 그런 림프관이 막히면 고혈압이나 저혈압이 생기고, 몸의 특정 부위가 저리거나 시린 증상이 나타나고, 몸 곳곳에 염증이 생긴다. 또 두드러기를 비롯한 피부 질환에 시달리게 된다. 이는 각종 독소가 정화되지 못하고 피부로 올라와 문제를 일으키는 것이다.

　림프 순환을 좋게 하는 식품으로는 호박, 당근, 시금치, 브로콜리, 깻잎, 블루베리, 토마토, 검은콩 등이 있다. 이들 식품에는 피토케미컬과 지용성 비타민인 비타민A가 풍부히 들어 있어 림프 순환에 도움이 된다. 또 매일 정기적으로 햇볕을 쐬어 비타민D를 보충하는 방법도 좋다.

　반면에 림프 순환을 방해하는 최악의 음식은 '만든 지 오래된 음식'이다. 이런 음식들은 산화된 상태이기 때문에 림프 순환을 방해한다. 각종 밀가루 및 인스턴트식품도 마찬가지이므로 반드시 멀리해야 한다.

소화기 순환을 촉진하는 식품들

소화기 순환 역시 에너지 순환의 한 과정이다. 소화기란 생명 유지에 꼭 필요한 영양소를 소화, 흡수하고 노폐물을 배출하고 에너지원을 만들어 공급하는 기관들을 말한다. 구강, 식도, 위, 간, 장, 항문을 아울러 '소화기관'이라고 한다.

소화기 순환이 잘되지 않는 이유는 여러 가지가 있지만, 기본적으로 소화기관의 기능이 약하고 배가 차가우면 문제가 생긴다. 따라서 소화기관을 보강하고 배를 따뜻하게 유지해야 하는데 그러려면 닭고기, 찹쌀, 밤, 부추, 강황을 자주 먹는 것이 좋다. 배를 따뜻하게 하려면 미역, 마늘, 단호박 등의 식품이 좋고 여성의 경우에는 토마토, 연근, 시금치, 목이버섯이 도움이 된다.

당근에는 위장과 간을 보호하는 영양소와 식이섬유가 풍부하다.

양배추는 위에 난 상처를 치료해 속쓰림, 더부룩함, 음식의 역류 등을 줄여주고 혈액까지 맑게 한다.

위암은 맵고 짠 음식을 좋아하는 우리나라 사람들에게 많이 발생하는 질병이다. 이때 브로콜리를 섭취하면 위암의 주요 발생 원인인 헬리코박터파일로리균을 억제할 수 있다.

혈액 순환을 촉진하는
식품들

혈액 순환을 좋게 해야 한다는 건 누구나 아는 건강법이다. 혈액 순환에 있어 특별히 살펴봐야 할 것이 있는데, 바로 혈전이다.

혈전은 피가 굳어진 덩어리로, 원래는 우리 몸에 이로운 역할을 한다. 몸에 상처를 입으면 피가 나는데 이때 흐른 피가 상처 위에서 굳음으로써, 즉 상처 위에 혈전이 형성됨으로써 과도한 출혈이 방지된다. 하지만 혈전이 혈액 내에서 생기면 원활한 혈액 순환이 방해받는 것은 물론 각종 심혈관 질환이 유발된다.

혈액 내에서 혈전이 생기는 것을 막아줄 식품으로는 레드비트, 등 푸른 생선, 해조류, 콩류 등이 있다. 레드비트에는 각종 혈전 예방 성분이 풍부하게 들어 있다. 등 푸른 생선에는 EPA와 DHA가 있는데, 혈액 응고를 막고 이미 만들어진 혈전도 용해해준다. 해조류에 함유된 미끈미끈한 성분인 아르긴산, 푸코이단 등의 수용성 식이섬유는 혈중 콜레스테롤을 줄여주는 역할을 한다. 콩류 역시 혈전을 예방해서 혈압을 낮추고 혈관을 탄력 있게 유지해준다.

기 순환을 촉진하는
식품들

기를 제대로 순환시키려면 과식과 폭식을 줄여야 한다. 많은 양의 음식이 한꺼번에 우리 몸에 들어가면 소화기관이 다 처리하지 못해 독소가 생기고, 그 결과 효율적인 순환이 되지 않기 때문이다.

식이섬유를 충분히 섭취하면 배설이 잘되기 때문에 기 순환에 도움이 된다. 해조류, 채소, 과일을 섭취하는 것이 좋고, 오징어·새우·젓갈 등의 해산물은 타우린이 풍부해 혈중 콜레스테롤 저하에 도움이 된다. 인스턴트식품과 가공식품은 소화와 배설을 방해해 기 순환을 떨어뜨리니 무조건 멀리해야 한다.

기 순환을 촉진하는 가장 대표적인 식품으로는 미꾸라지와 무를 들 수 있다. 미꾸라지는 성질이 따뜻하고 원기를 보충해주는 식품이다. 추어탕을 먹을 때에는 산초와 부추를 곁들이면 기 순환이 잘 이루어진다. 무도 성질이 따뜻하면서 매운 맛의 음식으로, 식적과 노폐물을 제거하고 소화를 촉진시킨다. 《동의보감》에는 '무가 오장의 나쁜 기운을 몰아낸다'고 기록되어 있다. 이는 무가 기 순환이 원활한 환경을 만들어준다는 것을 의미한다.

이렇듯 각종 순환에 좋은 음식을 섭취하면 '생명을 기른다'는 양생에 큰 도움이 되면서 전체적인 에너지 순환이 원활해진다.

한약재로도
관절 질환 치료 가능

    음식과 약재가 관절을 치료한다는 사실은 《동의보감》의 여러 군데에서 소개하고 있다. 호랑이가 물어뜯는 것 같은 극심한 통증인 '백호역절풍(白虎歷節風)'은 땀을 흘린 다음에 물에 들어가거나, 술을 마시고 땀을 흘린 다음 냉기나 찬 바람을 쐰 것이 원인이라고 설명한다.

    이동원이라는 학자는 환자의 체질이 허해서 이런 통증이 생기면 천궁(川芎)으로 보하고 어혈과 냉기를 없애는 약재인 도인(桃仁), 홍화(紅花) 등을 섞어서 치료했다. 주단계라는 학자는 피가 탁하거나 뜨거워졌거나, 혹은 피가 부족한 상태에서 담음으로 인해 관절통이 유발되면 사물탕(四物湯)으로 피를 보하고 황백(黃柏), 우슬(牛膝), 감초(甘草) 등의 담음을 없애는 약재로 치료했다.

뼈와 척추의 통증은 결국 일상의 모든 행동이 영향을 미쳐 생긴다. 따라서 오늘 내가 무엇을 먹었는지, 어떤 자세로 일하거나 생활했는지를 살피며 자신의 뼈와 척추 건강을 가늠해보자.

요통에 쓸 수 있는
대표적인 한약재

요통에 쓸 수 있는 약재는 두충, 속단, 우슬, 녹용, 녹각, 독활, 강활, 오가피, 오공 등이 있다. 하지만 요통의 원인이 각각 다르고 환자의 상태 역시 제각각이다. 요통의 증상이나 종류에 상관없이 좋다는 이유만으로 무조건 복용하는 일은 삼가야 한다.

신장이 약해서 요통이 생겼을 때는 발바닥의 용천혈을 지압해주면 효과가 있다. 엉덩이에 위치한 팔료혈(엉치뼈에 좌우 4쌍 8개의 구멍혈)을 지압해줘도 좋다. 엉치뼈에 좌우 4개씩 총 8개의 팔료혈에 침구 치료와 함께 전기적 자극을 통해 대장의 연동운동과 골반 근육을 강화시켜주는 방법이 있다.

계절을 따르는 양생 습관들

양생에서 음식이 아주 중요하지만, 계절에 순응해 사는 것도 중요하다.

● 봄

봄은 만물이 생동하는 계절이라 인간 역시 활동량이 많아진다. 그 영향으로 몸이 나른하고 입맛이 떨어질 수 있으니 봄에는 산책을 통해 몸에 활력을 북돋고 봄나물로 입맛을 살리는 것이 좋다.

● 여름

여름은 만물이 생기로 가득한 시기이기에 체내 장기 역시 활발하게 활동한다. 이 상태에서 지나치게 햇볕을 쐬는 것은 좋지 않고, 규칙적으로 햇볕을 쐬는 것이 좋다. 여름에는 덥다고 해서 차가운 음식만 찾을 것이 아니라 오히려 따뜻한 성질의 음식을 먹어야 한다.

● 가을

가을은 성장이 멈추는 계절이니 마음을 차분히 안정시켜야 한다. 또 건조한 기운으로 인해 호흡기 증상이 생기기 쉬운데, 따뜻한 차를 마시면 예방이 된다.

● 겨울

겨울에는 차가운 기운을 피하고 실내에서라도 꾸준히 운동을 해야 한다. 몸을 지나치게 찬 기운에 노출하면 혈액 순환에 문제가 생길 수 있다.

노화가 척추에
미치는 영향

나이 들면서 가장 많이 발생하는 질환의 하나가 척추 질환이다. 노인들 중에서는 "허리가 아프다"는 말을 달고 사는 분들이 많다. 실제로 매해 150만 명 정도가 척추 질환으로 병원을 찾을 정도다.

노화는 자연현상이기 때문에 피할 수 있는 방법은 없다. 그런 점에서 척추의 약화와 퇴행도 어쩔 수 없는 일이기는 하다. 그러나 평소에 척추를 지킬 수 있는 각종 예방법을 꾸준히 실천하면 또래 사람들보다 훨씬 건강하고 통증이 적은 일상을 살아갈 수 있다.

척추는 18세부터
노화하기 시작

한의학에서는 허리 통증 또는 척추 질환의 주요 원인을 '간신허약(肝腎虛弱)'으로 본다. 말 그대로 간(肝)과 신장(腎)이 허약해지는 상태를 의미하는데, 그 증상으로 몸이 나른하고 쉽게 피곤해지고 허리와 뼈마디가 아프다.

'정혈(精血)'이 부족해도 허리와 뼈마디가 아프다. 남성은 나이가 들면서 정(정액)이 부족해지고, 여성은 계속되는 월경과 출산으로 인해 피가 부족해진다. 그래서 갱년기가 지난 몸은 성장호르몬을 비롯한 각종 호르몬 분비가 줄어들게 된다. 근육이 점점 약해지고, 면역력도 떨어지며, 골밀도도 저하될 수밖에 없다. 특히 여성은 폐경 후 척추가 급격하게 노화한다. 척추 뒤쪽의 후관절에는 여성호르몬 수용체가 있는데, 여성호르몬 분비가 감소되면서 이 부분도 동시에 노화된다. 따라서 척추뼈가 미끄러져 튀어나오고, 변형되고, 신경을 압박해서 인체의 다른 부위에서도 통증이 유발된다.

척추는 18세부터 조금씩 노화가 시작된다고 하니 인체에서 가장 빨리 노화가 시작되는 부위 중의 하나라고 할 수 있다. 자연적인 노화 과정도 척추 건강을 악화시키지만, 평생 익숙해진 생활습관 역시 척추의 노화를 앞당긴다. 허리를 지나치게 사용하거나 무리한 힘을 가하며 생활하면 허리와 척추에 문제가 생길 수 있다.

평소 담배를 많이 피우는 사람들, 술을 과하게 마시는 사람들도 주의해야 한다. 흡연과 과음은 혈액 순환을 방해하는데, 젊었을 때에는 그나마 체력이 있고 외부활동이 많아 큰 차이를 느끼지 못하다가 나이가 들어 혈액 순환이 나빠지면 허리 통증으로 이어지게 된다.

운동으로
척추 건강 지키기

하지만 나이가 들더라도 척추 건강을 지킬 수 있는 방법이 있다. 바로 무산소운동, 스트레칭, 유산소운동을 동시에 하는 것이다. 코어 근육과 복부 근육이 척추를 강하게 잡아주는데 코어 근육과 복부 근육, 여기에 엉덩이 근육과 다리 근육까지 강화하면 안정된 자세를 유지하고 척추를 건강하게 할 수 있다.

코어 근육이란 몸의 중심인 척추를 둘러싼 근육을 말한다. 이 근육은 허리와 골반, 엉덩이를 연결하기 때문에 하체 강화에 큰 도움이 된다. 코어 근육을 강화하면 허리가 삐끗하는 고통에서 비교적 자유로울 수 있으며, 심근경색이나 암 수술 시 사망률이 낮다는 연구 결과도 있다.

스트레칭은 계속되는 자극이나 갑작스러운 충격에 어느 정도 견딜

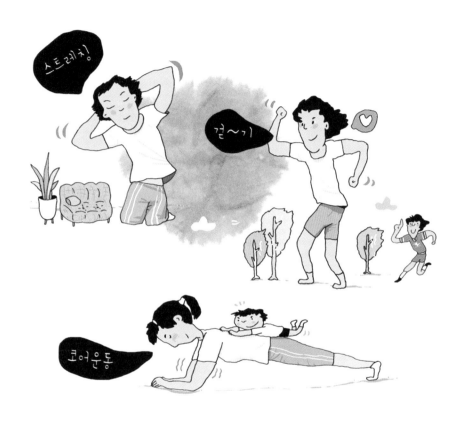

코어 근육 강화 운동, 스트레칭, 걷기를 꾸준히 하면
척추 건강을 지킬 수 있다.
무리가 가지 않을 정도로 매일 꾸준히 하자.

수 있는 힘을 주고, 척추를 유연하게 해준다.

유산소운동 중에서는 걷기가 제일 좋다. 하루에 30~40분 정도만 걸어도 하체와 허리가 강해져 척추를 지킬 수 있다. 특히 척추협착증 환자의 경우 척추 주변의 근육과 인대가 굳어 있는 경우가 많다. 이럴 때 걷기를 하면 이 부위의 굳은 근육이 풀리면서 통증이 완화된다. 다만 걷기가 좋다고 욕심을 부려 너무 장시간 걸으면 오히려 통증이 악화될 수 있으니 걷기와 쉬기를 반복하면서 매일 꾸준히 걷는 것이 제일 좋다.

운동은 집에서도 얼마든지 할 수 있다. 집에서 러닝머신을 30분 정도 해도 되고, 실내자전거를 타서 척추를 지지하는 근육을 강화하면 통증을 완화할 수 있다. 특히 실내자전거는 상체를 약간 숙여서 타기 때문에 오래 걷기 힘든 만성 척추 질환자들에게 도움이 된다. 훌라후프도 도움이 되는데, 처음 시작할 때는 10분 정도 하고 스트레칭과 병행한 뒤에 시간을 조금씩 늘린다.

척추 건강은 인체의 전체 부위에 영향을 미치기에 꼭 챙겨야 한다. 특히 삶의 질이 낮아질 수 있는 노년기에 더 챙겨야 한다. 허리가 구부정하면 일단 보기에 좋지 않고, 나이에 비해 훨씬 더 늙어 보이고, 더 빨리 늙기 때문이다.

척추는 한번 휘거나 망가지면 다시 회복하기가 어렵다. 수술을 하더라도 원래의 생활습관이 바뀌지 않으면 다시 재발하는 경우가 많다. 따라서 하루라도 젊을 때 올바른 생활습관을 들여야 한다.

전신 두드리기로
혈액 순환을 돕는다

혈이 막혔을 때 답답함을 해소하기 위해 전신을 두드리면 막힌 곳이 풀리고, 추울 때 비벼주면 혈액 순환이 촉진되어 몸에서 열이 나므로 얼지 않는다.

■ 전신 두드리는 방법

● 머리 두드리기

① 열 손가락 끝, 손톱이 아닌 지문이 있는 곳으로 두피를 가볍게 자극합니다. 톡톡톡 두드리거나 두피를 꾹꾹 눌러도 좋습니다.

② 누르면서 아프게 느껴지는 곳은 약하게 자극을 주면서 문지르거나 가볍게 마사지를 해줍니다.

● 몸 전체 두드리기

손을 살짝 오목하게 구부리고 몸을 톡톡톡 두드리는데, 신체 부위를 두드릴 때 시선도 그곳을 향합니다.

① 왼팔을 손바닥이 위로 향한 채 앞으로 나란이 하듯이 뻗고, 오른손으로 왼팔의 어깨부터 손바닥까지 내려오면서 두드립니다. 다음에 왼팔을 손바닥을 아래로 향한 채 앞으로 나란히 하듯이 뻗고

손등에서 어깨까지 올라가면서 두드립니다. 반대 팔도 같은 방법으로 두드립니다.

② 두 손으로 가슴 부분부터 배와 옆구리까지 골고루 부드럽게 두드리며 내려옵니다.

③ 허리를 숙여 등과 허리 부분을 두드리고 엉덩이까지 골고루 두드립니다.

④ 엉덩이부터 발까지 다리 뒤쪽으로 두드리면서 내려갔다가 발등을 지나 다리 앞쪽으로 두드리면서 올라옵니다.

⑤ 허벅지까지 올라오면 다시 다리 바깥쪽(바지 옆선)을 타고 발목까지 내려가면서 두드립니다.

⑥ 발목 안쪽을 두드리며 올라오면서 무릎 안쪽, 허벅지 안쪽, 단전까지 올라옵니다. 단전을 20회 정도 두드리고 마칩니다.

온몸을 털어
몸의 순환을 돕는다

대부분 척추동물들은 몸을 터는데 인간은 거의 잃어버린 동작이다. 동물들은 몸에 물이 묻거나 흙먼지 등으로 인해 털이 더러워졌을 때, 그리고 몸의 긴장 완화를 위해 수시로 몸을 턴다.

인간은 추운 날 소변을 보고 나면 1~2초간 저절로 몸이 떨린다. 체온이 순간적으로 내려갔을 때 체온을 올리기 위해 자발적으로 하는 동작이다.

몸을 터는 순간 스트레스는 확 날아간다. 몸을 턴 것만으로도 몸의 긴장과 피로가 풀린다. 하루 일과를 마치고 샤워를 한 후 온몸을 털어 물기를 날려보자. 지상의 모든 척추동물들이 하는 동작이다.

온몸 털기는 반동과 진동을 이용해 몸의 순환을 돕는다. 전신이 들썩이며 흔들리면 자연히 무게중심이 아랫배로 내려가고 하체에도 힘이 생긴다. 결국 하체의 말초동맥 순환이 좋아져서 중심 동맥인 심장과 뇌동맥 순환을 개선시킨다.

반드시 피해야 하는
일상 속 잘못된 습관

　척추는 잘못된 생활습관이 지속될수록 약해진다. 따라서 일상의 사소해 보이는 습관부터 바꿔야 100세 시대를 건강히 살 수 있는 튼튼한 척추를 가질 수 있다.

　잘못된 습관은 거의 무의식적으로 하는 경우가 많다. 머리를 감을 때 허리를 구부려서 감고, 양반다리를 하고 앉는 것이 대표적이다.

좌식 문화에서의
양반다리도 조심

양반다리는 전통적인 좌식 문화권에 사는 사람이라면 어릴 때부터 자연스럽게 익히게 된다. 하지만 관절이 좋지 않은 사람은 양반다리를 주의해야 한다.

보통 서 있을 때나 누워 있을 때에는 허리에 크게 부담이 가지 않는다. 상체의 무게가 골반과 무릎, 다리 등으로 골고루 분산되기 때문이다. 따라서 요추추간판탈출증(허리디스크) 환자도 서 있을 때는 허리가 아프지 않은 경우가 많다. 하지만 양반다리를 하면 허리 뒤쪽의 근육과 인대 등에 상당한 압박이 가해진다.

어쩔 수 없이 바닥에 양반다리를 하고 앉아야 한다면 최소한 등받이가 있는 의자에 앉아서 무게를 분산시켜주는 게 좋다.

머리를 감을 땐
서서 감기

머리를 감는 건 샤워 중에 할 수도 있고, 머리만 따로 감을 수도 있다. 척추 건강의 관점에서 보면 샤워 중에 머리를 감는 것이 좋으며, 이

때 허리를 숙이지 않고 꼿꼿하게 서서 감아야 한다. 척추 질환이 없는 사람이라면 허리를 숙이고 머리를 감아도 당장 통증이 생기지 않는다. 하지만 이런 자세가 오랜 기간 반복되면 추간판(disc)이 뒤로 밀리고 신경을 자극하기 때문에 척추에 압박을 준다. 그러니 **평소 허리 통증이 있다면 허리를 숙이고 머리를 감는 자세는 절대적으로 피해야** 한다.

얼굴을 씻을 때도 허리를 굽히는데, 여성의 경우 화장을 지우기 위해 세안 시간이 길어지면 허리에 더 무리가 간다.

앉는 자세도
중요

일을 할 때에도 반드시 척추에 신경을 써야 한다. 사무실에서 일을 하는 사람들은 하루 중 많은 시간을 의자에 앉아 생활하는데, 특히 의자 끝에 걸터앉으면 척추에 무리가 간다.

그러니 **의자에 앉을 때에는 최대한 엉덩이를 의자 뒤쪽으로 바짝 넣어서 앉고, 최소 1시간에 한 번 정도는 자리에서 일어나 10분 정도 가볍게 걷거나 스트레칭을 해줄 필요가 있다.**

엎드려 자면
척추에도 무리

엎드려서 자는 것도 피해야 한다. 엎드리면 엉덩이와 등뼈는 위로 향하고, 허리는 아래로 향한다. 침대가 푹신하다면 허리가 더 아래로 향한다. 그러면 척추로 가는 부담이 커진다.

척추 건강에 가장 좋은 수면 자세는 바로 눕기와 옆으로 눕기이다. 바로 누울 때는 무릎 아래에 수건을 말아서 넣고, 옆으로 누울 때는 다리 사이에 쿠션을 끼우면 척추에 가해지는 부담을 줄일 수 있다.

물론 수면 습관은 단시간에 변화시킬 수 없고 잠을 자다가 자신도 모르게 편한 자세를 취하는 경우가 많다. 따라서 수면 습관은 관심을 가지고 지속적으로 바로잡아야 한다.

하루 10~30분
낮잠 자기

혈류 흐름을 안정시켜 육체적인 피로의 회복과 정신적인 스트레스의 해소에 도움을 준다. 낮잠을 자는 것은 심신의 건강에 도움을 주지만, 두 발로 다니는 인체는 항상 척추에 부담이 생기니 인체의 대들보인 척추가 느끼는 부담을 줄이면서 심신을 회복하기에 더욱 좋다.

불균형한 자세와 음주도
척추 건강에 안 좋아

가방을 한쪽으로만 메면 그 무게를 감당하기 위해서 척추가 한쪽으로 휘고, 다리를 꼬고 앉으면 골반이 틀어진다. 술을 마시는 것도 주의해야 하는데, **지나친 음주는 칼슘 배출을 촉진해 골다공증의 위험성을 높이기 때문이다.**

많은 사람이 골다공증은 주로 여성에게만 생기는 것으로 아는데, 시기적으로 차이만 있을 뿐 남성도 뒤늦게 골다공증에 걸릴 위험이 있다.

살펴본 것처럼 나도 모르게 하게 되는 사소한 습관들이 척추 건강에 큰 영향을 줄 수 있음을 잊지 말아야 한다.

의사를 찾을 때
우리가 알아야 하는 사실들

우리나라 사람들의 병원 이용률은 세계 최고 수준입니다. 외래진료 횟수는 1인당 연간 16.6회로 가장 많고, 평균 입원일도 18.5일로 최장기간에 속합니다. 외국인들이 볼 때는 정말로 놀라운 수준입니다. 그들은 우리나라의 편리한 의료 접근성과 저렴한 병원비에 놀라며 찬사를 보내겠지만, 사실 이는 병원 의존도가 매우 높다는 것을 말해줍니다. 그리고 이것은 '인간'으로서 우리가 가진 진정한 정체성을 망각해서 생긴 결과이기도 합니다. 인체의 건강은 에너지 관리가 중요하니 에너지 관리를 하면 어떤 질병도 치유될 수 있습니다.

많은 사람이 병원을 찾을 때 잊는 것이 있습니다. 그것은 바로 우리 몸은 '자연이 만들어낸 완전한 에너지체'라는 점입니다. 여기에서 완전한 에너지체는 '영원히 죽지 않는 불사의 몸'이라는 의미가 아닙니다. 외부의 온갖 병원균과 바이러스, 내부의 온갖 독소에 맞서 싸울 힘을 충분히 가지고 있다는 의미입니다.

상처가 나더라도 복구할 힘 역시 충분합니다. 특별한 사고가 없다면, 인간은 죽기 직전에 잠깐 아프다가 그저 조용히 숨을 거두게 되어 있습니다. '9988234(99세까지 88하게 살다가 2~3일 정도 아픈 뒤에 죽는다)'는 원래 인간이 가진 완전한 에너지체로서의 능력을 보여주는 가장 적절한 말입니다.

의사란 무엇을 하는 사람인가

그런데 여기에서 정말로 중요한 것이 바로 의사의 역할입니다. 원래 의사는 수술을 하거나 약을 처방하는 사람이 아니라 '환자를 돕는 사람'입니다. 즉 의사는 완전한 에너지체로서 인간의 능력이 최대한 발휘되도록 에너지 관리에 관한 지식을 알려주고, 그 지식을 실천하도록 용기를 북돋우는 사람이 되어야 합니다.

일반인은 이러한 자기 몸의 능력을 모르기에 잘못된 생활습관을 가질 수 있습니다. 그러니 의사는 자신의 지식을 총동원해서 그들에게 완전한 에너지체로서 건강을 되찾는 방법을 알려주고, 해를 끼치지 않게 치료해야 합니다. 하지만 현실은 그렇지 않습니다. 병원에 의존하는 수많은 환자들은 의사로부터 수시로 약을 권유받고, 긴급하지 않은 수술을 해야 한다는 이야기를 듣습니다. 조그마한 암세포라도 발견되면 무조건 검사를 받고, "수술을 해야 한다"는 강요에 가까운 말을 듣기도 합니다.

이런 상황에서 근본적으로 잘못된 지금의 물질 중심의 의료에서 에너지 중심의 의료로 바꾸는 힘은 기존의 의료체계에 편입되어 있는 의사가 아닌, 완전한 에너지체의 능력을 지닌 우리 자신의 마음과 생각입니다.

스스로의 능력에 대한 인식 필요

어쩌면 필자의 이번 책이 꽤 낯선 독자들도 있을 것입니다. 양자물리학, 에너지의학, 척추 경혈 자극… 평소에 잘 들어보지 못한 내용이니 신선하다고 평가하는 분도 있을 것입니다.

저는 이번 책에서 한의학의 전통 이론을 현대적으로 재해석하고, 한의학을 현대 과학으로 설명했습니다. 하지만 그것이 어떤 이론이든 어떤 학문이든 인간이 가진 완전한 에너지체로서의 능력을 보여주고 건강을 되찾는 방법을 알려줄 수 있다면 그것으로 충분하다고 생각합니다.

그리고 이 책의 저자로서 확신하는데, 현대의 최첨단 과학과 의학의 새로운 패러다임은 분명 인간이 가진 완전한 에너지체로서의 무한한 능력을 인정하고 있습니다. 서양의학자들도 척추 경혈이 건강에 미치는 영향을 수없이 확인해왔으며, 인체는 물질의 관점이 아닌 에너지의 관점으로 바라보는 것이 정답이라는 사실도 알게 되었습니다.

마지막으로, 독자들이 이 책을 읽고 '내 몸은 완전한 에너지체이니 내 건강은 나의 노력으로 반드시 지킬 수 있다'는 사실을 깨닫는다면 저는 그것으로 충분히 만족하고 보람을 느낄 것입니다.

_ 선재광

참고도서

- 《5목을 풀어주면 기분 나쁜 통증이 사라진다》, 마츠모토 도모히로, 전나무숲, 2018년
- 《HEAL 치유》 켈리 누넌 고어스, 산티, 2020년
- 《거꾸로 보는 의학 상식》, 공동철, 학민사, 1998년
- 《건강 도인술》, 히야시오 마사오, 정신세계사, 2006년
- 《경락의 대발견》, 등원지, 일원서각, 1993년
- 《관절염 요통 디스크 절대로 수술하지 마라》, 안익주, 태웅출판사, 2011년
- 《관절염을 고친 사람들》, 박민수, 도서출판 대명, 2019년
- 《남자의 뇌 남자의 발견》, 루안 브리젠딘, 리더스북, 2010년
- 《내 몸이 보내는 이상신호가 나를 살린다》, 이시하라 유미, 전나무숲, 2018년
- 《당신의 몸은 산성 때문에 찌고 있다》, 로버트영, 웅진윙스, 2007년
- 《독소가 내 몸을 망친다》, 아베 히로유키, 동도원, 2012년
- 《동서양 치유의 역사 의학이란 무엇인가》 파울 U. 운슐트, 궁리, 2010년
- 《등 면역》, 서재걸, 블루페가수스, 2019년
- 《디스크 권하는 사회》, 황윤권, 에이미팩토리, 2015년
- 《마음과 질병의 관계는 무엇인가?》, 뤼디거 달케, 한언, 2015년
- 《먹으면서 고치는 관절염》, 튼튼마디 한의원, 와이겔리, 2008년
- 《면역혁명》, 이시형, 매일경제신문사, 2020년
- 《모든 병의 근원은 뼈에서 시작된다》, 김산·조상현, 하우넥스트, 2015년
- 《몸의 혁명》, 김철, 백산서당, 2005년
- 《무릎 통증 클리닉》, 구로사와 히사시, 삼호미디어, 2000년
- 《물리학자와 함께 떠나는 몸속 기 여행》, 김훈기, 동아일보사, 2008년
- 《병의 90%는 스스로 고칠 수 있다》, 오카모토 유타카, 스토리3.0, 2012년
- 《브레인 다이어트》, 앨런 C. 로건, 성균관대학교 출판부, 2007년
- 《뼈는 거짓말 하지 않는다》, 박진영, 바른북스, 2017년
- 《살아 있는 에너지 : 빅터 샤우버거의 삶》, 콜럼 코츠, 양문, 2004년
- 《생명과 전기》, 로버트 베커, 정신세계사, 2000년

- 《석기시대 인간처럼 건강하게》, 요르크 블레히, 열음사, 2009년
- 《아파야 산다》, 샤론 모알렘, 김영사, 2010년
- 《아프면 낫는다》, 공동철, 민중출판사, 2006년
- 《아픈 사람의 99%는 목이 뭉쳐 있다》, 백정흠·이동관, 쌤앤파커스, 2018년
- 《양자의학 새로운 의학의 탄생》, 강길전·홍달수, 돋을새김, 2013년
- 《어디든 아프면 이 책을 보면 된다》, 문운석, 푸른사상, 2014년
- 《에너지의학》, 제임스 오스만, 한솔의학서적, 2020년
- 《요통 디스크 스스로 고칠 수 있다》, 임교환, 동약, 2005년
- 《우리 몸은 석기시대》, 데트레프간텐, 중앙북스, 2011년
- 《우리집 주치의 자연의학》, 앨런 개비, 동아일보사, 2016년
- 《위대한 자연요법》, 김용웅, 토트, 2011년
- 《의사가 말하는 자연치유력》, 가와시마 아키라, 삼호미디어, 2014년
- 《의사는 못 고쳐도 장은 고친다》, 후지타 고이치로, 위즈덤하우스, 2014년
- 《의사들이 해주지 않는 이야기》, 린 맥타가트, 허원미디어, 2011년
- 《의학의 과학적 한계》, 에드워드 골럽, 몸과마음, 2001년
- 《인체 기행》, 권오길, 지성사, 1994년
- 《중국 양생술의 신비로움》, 치하오, 에디터, 2003년
- 《중국 의학은 어떻게 시작되었는가》, 야마다 게이지, 사이언스북스, 2002년
- 《중의운기학》, 박현국·김기욱, 법인문화사, 2000년
- 《질병의 종말》, 데이비드 아구스, 청림라이프, 2012년
- 《척추! 등뼈를 바로잡으면 만병을 다스린다》, 박영복, MJ미디어, 2003년
- 《척추를 바로 잡아야 건강이 보인다》, 최중기, 바른몸만들기, 2014년
- 《첨단 의학 시대에는 역사 시계가 멈추는가》, 황상익, 창작과 비평사, 1999년
- 《활인지압전서》, 정숙, 행림출판, 1994년
- 《황제내경-소문》, 주춘재, 법인문화사, 2004년
- 《황제내경-영추》, 배병철, 성보사, 1995년

척추만 잘~ 자극해도 병의 90%는 낫는다

개정판 1쇄 인쇄 | 2024년 9월 12일
개정판 1쇄 발행 | 2024년 9월 19일

지은이 | 선재광
펴낸이 | 강효림

편 집 | 곽도경
디자인 | 채지연
일러스트 | 박영민·윤세호

용지 | 한서지업㈜
인쇄 | 한영문화사

펴낸곳 | 도서출판 전나무숲 檜林
출판등록 | 1994년 7월 15일·제10-1008호
주소 | 10544 경기도 고양시 덕양구 으뜸로 130
             위프라임트원타워 810호
전화 | 02-322-7128
팩스 | 02-325-0944
홈페이지 | www.firforest.co.kr
이메일 | forest@firforest.co.kr

ISBN | 979-11-93226-51-3 (13510)